手部风湿病超声检查

［匈牙利］彼得·文斯·巴林特（Peter Vince Balint）
［奥地利］彼得·曼德尔（Peter Mandl）◎主　编
王月香　解放军总医院第一医学中心◎主　译
乔璐　陕西西安大兴医院◎副主译

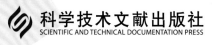

科学技术文献出版社
SCIENTIFIC AND TECHNICAL DOCUMENTATION PRESS
·北京·

图书在版编目（CIP）数据

手部风湿病超声检查 /（匈）彼得·文斯·巴林特（Peter Vince Balint），（奥）彼得·曼德尔（Peter Mandl）主编；王月香主译. —北京：科学技术文献出版社，2020.12
书名原文：Ultrasonography of the Hand in Rheumatology
ISBN 978-7-5189-6424-6

Ⅰ.①手…　Ⅱ.①彼…　②彼…　③王…　Ⅲ.①手—风湿性疾病—超声波诊断　Ⅳ.① R593.204

中国版本图书馆 CIP 数据核字（2020）第 027133 号

著作权合同登记号 图字：01-2019-6463
中文简体字版权专有权归科学技术文献出版社所有
First published in English under the title
Ultrasonography of the Hand in Rheumatology
Editedby Peter Vince Balintand Peter Mandl

Copyright © Springer International Publishing AG,part of Springer Nature,2018
This edition has been translated and published under licence from
Springer Nature Switzerland AG.

手部风湿病超声检查

策划编辑：薛士滨　责任编辑：薛士滨　周可欣　责任校对：王瑞瑞　责任出版：张志平

出　版　者　科学技术文献出版社
地　　　址　北京市复兴路15号　邮编 100038
编　务　部　(010) 58882938，58882087（传真）
发　行　部　(010) 58882868，58882870（传真）
邮　购　部　(010) 58882873
官　方　网　址　www.stdp.com.cn
发　行　者　科学技术文献出版社发行　全国各地新华书店经销
印　刷　者　北京地大彩印有限公司
版　　　次　2020 年 12 月第 1 版　2020 年 12 月第 1 次印刷
开　　　本　787×1092　1/16
字　　　数　192千
印　　　张　9.75
书　　　号　ISBN 978-7-5189-6424-6
定　　　价　136.00元

作者简介

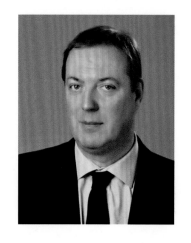

Peter Vince Balint 为布达佩斯国家风湿病与物理治疗研究院第三部门主任，该研究院为欧洲风湿病防治联合会研究中心之一，以卓越的影像著称；他也是布达佩斯塞梅尔维斯大学名誉教授。Balint 教授自 1991 年开始在国家风湿病与物理治疗研究院工作，并获得风湿学和物理治疗学学会认证。在格拉斯哥大学完成他的博士学位后，2002 年在 Roger D. Sturrock 教授指导下完成了他的博士论文《关节与软组织炎症超声检查》。2014 年在德布勒森大学他完成了教授资格论文《超声评估类风湿关节炎滑膜炎症、肌腱损伤和软骨破坏的应用价值》。2015 年塞梅尔维斯大学参议院授予他荣誉教授职位。Balint 教授为内外科皇家大学（格拉斯哥）高级研究员。自 1991 年以来，他对肌骨超声有着特别的兴趣。他发表了 150 余篇文章、数本专著及章节，应邀在很多国际会议上进行发言、组织召开了多个肌骨超声培训课程。2011—2016 年，他担任 ACR 超声研究会副主席职位。他是欧洲风湿病防治联合会肌骨影像专业委员会常委，欧洲风湿病防治联合会 / 风湿病评估委员会超声专业组委员，风湿病医师肌骨超声培训学会、欧洲超声医学与生物学联合会及匈牙利风湿病医生协会的会员。他还是多个国际风湿病学杂志超声领域的审稿专家，也是《匈牙利风湿病学》影像学部分的作者。

作者简介

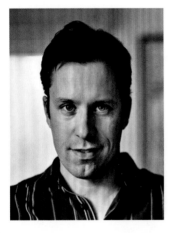

Peter Mandl 教授为奥地利维也纳医科大学风湿学部门的大学教授与顾问，也是欧洲风湿病防治联合学会影像研究中心会员。从塞梅尔维斯大学以优异的成绩毕业后，在纽约州奥兰治堡的 Nathan Kline 研究所和布达佩斯的基础医学研究所完成了他的神经系统科学方面博士论文。2007 年，他完成了他的博士论文《抗抑郁药对中枢与周围神经系统烟碱乙酰胆碱受体的作用》。2017 年他被授予了维也纳医科大学的教授资格（资格论文为《超声在评估类风湿关节炎炎症、结构破坏的应用价值》）。他主要的研究领域为应用影像学诊断、监控、预测风湿类疾病以及肌肉骨关节疾病，特别是应用超声来监控炎症变化和结构改变。他是新兴欧洲风湿病防治联合会网络教育学会主席，也是类风湿性关节炎临床疗效评估工作组超声专业组资深会员、欧洲风湿病防治联合委员会肌骨影像委员会常务委员，是风湿病临床疗效评估工作组的类风湿关节炎软骨病变研究组的会议召集人，组织和参与了多项欧洲风湿病防治联合会特别任务组活动（欧洲风湿病防治联合会关于影像学在脊柱关节炎应用的建议；欧洲风湿病防治联合会关于超声在保健专业应用的建议等）。Peter Mandl 教授为《英国医学委员会医学影像学杂志》和《医学前沿：风湿病学》的副主编，发表了 50 余篇同行评议的文章和多个著作章节。他组织并参与了很多国家和国际肌骨超声培训课程和培训班，包括欧洲风湿病防治联合会和 ACR 肌骨超声教程。他是奥地利风湿病学会影像学组成员。

前 言

"手腕部的超声航行"

在威廉·莎士比亚（最杰出的英语语言大师之一）时代，人类的五个感觉，即视觉、听觉、味觉、嗅觉和躯体感觉，被称为外在智慧，而内在智慧包括了一般智慧、想象、幻觉和印象（最近被称为本能）及记忆。

很多风湿病学专家似乎在超声检查中找到了他们的第六感觉，即通过应用声波穿过皮肤、软组织而到达滑膜关节来帮助他们进行诊治工作。在动物界里，超声已被发展为一种工具来帮助动物利用回波定位进行捕食和活动。在近代，医生开始首次利用工程学里的超声来进行无创检测。然而，在对风湿病患者的临床检查中，这个第六感觉并没有替代传统的人类五个感觉。超声可以作为一种补充的新感觉来帮助临床医生获取新的信息。因此，超声检查可帮助临床医生进行检查、筛选、疾病分类、病变监控、确定治疗方案、引导介入治疗、识别并发症，也可以作为一种研究或教育手段。但仅凭超声一个手段而无其他诊断手段时，很少能对疾病直接进行诊断。因此，我们认为非常有必要将超声纳入临床诊疗体系中。另外，作为一种影像学工具，超声检查应该与正常人体解剖、X线检查、CT和MRI密切结合。本书就是按照这样一个思路来布局的。

为什么我们会关注手部和腕部？简单来说，手可以作为风湿病患者的名片来帮助风湿病学专家了解他的疾病。此外，医生用自己的五个手指手持高频超声探头来检查患者的手部（同样也可以检查足部）尤其是检查其五个手指（拇指、示指、中指、环指和小指）时，可以获得高分辨率的图像。

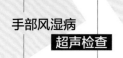

在此，感谢我们所有的作者用他们的五个手指一起完成了这本书。祝愿我们超棒的读者在他们的风湿病领域中能将他们的感觉和智慧发挥到极致。

祝福大家一生平安。

布达佩斯，匈牙利　Peter Vince Balint，
医学博士、哲学博士、皇家内科医师学会会员

维也纳，奥地利　Peter Mandl
医学博士、哲学博士
2017 年 11 月 8 日

目 录

第一章

手腕部风湿性疾病临床检查

Eszter Kovari，Reka Kurucz，Peter Mandl，Geza P. Balint and Peter Vince Balint

E. Kovari, MD
Semmelweis University, Doctoral School of Clinical Medicine, Budapest, Hungary
R. Kurucz, MD · P. V. Balint, MD, PhD, FRCP
3rd Rheumatology Department, National Institute of Rheumatology and Physiotherapy, Budapest, Hungary
P. Mandl, MD, PhD
Division of Rheumatology, Department of Internal Medicine Ⅲ, Medical University of Vienna, Vienna, Austria
G. P. Balint, MD, FRCP, DSc
Ambulatory Care Clinic, National Institute of Rheumatology and Physiotherapy, Budapest, Hungary

©Springer International Publishing AG, part of Springer Nature 2018
P. V. Balint, P. Mandl （eds.）, *Ultrasonography of the Hand in Rheumatology*,
https://doi.org/10.1007/978-3-319-74207-6_1

第一节　视诊

视诊为任何体格检查的第一步（图 1-1）。表 1-1 列举了风湿病学中最常见的临床表现。对受累关节可以进行计数和描绘。这样可能会为关节炎的分类提供重要的信息，如单 / 少 / 多发性关节炎、银屑病性关节炎的病变分布方式等。

第二节　触诊

在雷诺现象中皮肤的温度可以弥漫性降低。局部温度过高在关节或关节外的区域也较为常见，常见于化脓性关节炎和蜂窝组织炎 / 脂膜炎（图 1-2）。皮肤松弛症中皮肤本身会隆起，如 Ehlers-Danlos 综合征，而在系统性硬化症（弥漫性或局灶性）中皮肤会增厚。

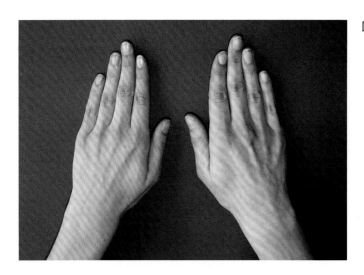

图 1-1　手腕背侧的视诊

表 1-1　风湿性及肌肉骨骼疾病视诊检查常见征象

征象	部位
红斑	单个/多个关节（如化脓性关节炎）
	局部病变（如系统性红斑狼疮的掌侧红斑；系统性红斑狼疮伴肝损伤）
	弥漫性病变（如蜂窝状炎、丹毒）
苍白	单个/多个手指（如雷诺现象）
发绀	指尖、甲床（如手足发绀）
	弥漫性病变（如雷诺现象）
网状青斑	弥漫性（如抗磷脂综合征）
皮肤斑驳状改变	多种表现（如白癜风）
皮肤黄染	指尖（尼古丁）
	弥漫性病变（如胡萝卜素血症所致的弥漫性皮肤黄染）
涨红	手背部（如使用糖皮质激素）
疤痕、伤口和瘢痕疙瘩	手掌侧（如正中神经松解术后的疤痕）
	手背侧（如常见损伤、瘢痕、痛风石溃疡、Gottron征）
皮下钙质沉着症	弥漫性（如CREST综合征）
皮肤裂纹	弥漫性（如技工手、皮肌炎）
萎缩	弥漫性病变（如系统性硬化病、使用糖皮质激素副作用）

征象	部位
皮肤松弛	背侧（如系统性红斑狼疮的皮肤松弛）
	弥漫性病变［如皮肤松弛综合征—Ehlers-Danlos 综合征（皮肤弹性过度综合征）］
甲床病变	局灶病变（如甲皱襞血管炎、短刺状出血）
肿胀	弥漫性病变（如手部肿胀可见于缓解型血清阴性对称性滑膜炎伴凹陷性水肿、复杂区域疼痛综合征、复发性风湿病、副肿瘤综合征）
	单手指 / 多手指病变（如指炎、结核性指炎）
	单 / 多发关节 / 肌腱病变（如类风湿性关节炎）
畸形	弥漫性指甲病变（如沙漏畸形）
	单个指甲病变（如凹陷性甲下角化过度、博氏线、油滴斑、银屑病关节炎的甲剥离、霉菌病）
	弥漫性手指病变（如杵状指）
	远侧指间关节病变（如 Heberden 结节）
	近侧指间关节病变（如 Bouchard 结节）
	腕掌关节（如第 1 腕掌关节方形畸形）
	尺骨头［如类风湿关节炎的琴键征、Bayonet 畸形（刺刀畸形）或马德隆畸形］
	掌腱膜（如 Dupuytren 综合征、手关节病）
	弥漫性病变（如 Volkmann 挛缩）
坏疽、溃疡	指尖（系统性硬化病）
排列错乱	鹅颈畸形（近侧指间关节过伸和远侧指间关节屈曲）
	纽孔畸形（近侧指间关节屈曲和远侧指间关节伸直）
	腕关节桡偏（如青少年特发性关节炎）
	掌指关节尺偏与半脱位（如类风湿性关节炎）
	拇指 Z 形或锯齿状畸形（如类风湿性关节炎）
肌肉萎缩	大鱼际（如腕管综合征）
	小鱼际（如腕尺管综合征）
	骨间肌（如类风湿性关节炎）
	爪形手（脊髓空洞症）
不自主运动	单个肌肉 / 弥漫性（束颤、震颤）

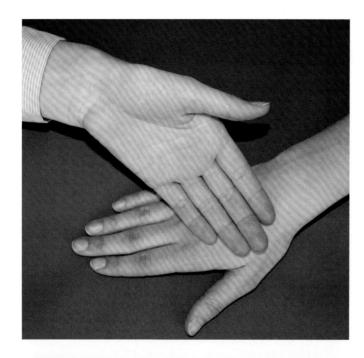

图 1-2 检查手部皮温

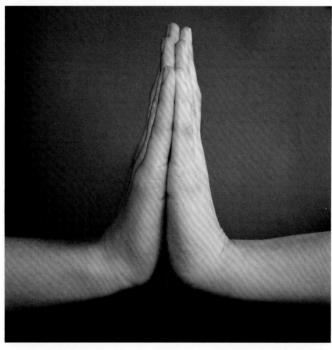

图 1-3 将手掌并拢检查糖尿病手关节病

局部掌腱膜增厚也可见于 Dupuytren 挛缩（易累及第四指）和糖尿病性手关节病变（图 1-3）。皮肤弥漫性变薄可能与年龄相关；然而，局部皮肤萎缩则为糖皮质激素注射的常见副作用。肿胀的原因可能为关节性，常见于关节病变（图 1-4），也可为关节周围组织

图 1-4　触诊检查关节肿胀

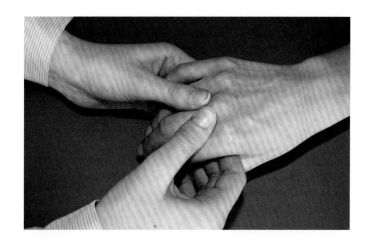

所致，如类风湿结节或腱鞘囊肿，这两种病变多发生于手背部。"卷起"征见于伸肌腱腱鞘炎，为主动伸腕、伸指活动中腕背侧的隆起征象。化脓性指屈肌腱腱鞘炎患者可表现为Kanavels 体征，包括病变手指的轻度弯曲，受累肌腱走行区的肿胀和压痛以及手指被动伸直时疼痛。肿胀也可能为弥漫性，如痛风或假性痛风。手部肿胀可见于缓解型血清阴性对称性滑膜炎伴凹陷性水肿（RS3PE）。甲床或指尖的局限性肿胀可能为血管球瘤。指炎时，肿胀可以累及整个手指，肿胀程度可以用指周长测量仪进行测量（图 1-5）[1]。

图 1-5　使用利兹手指周长测量仪

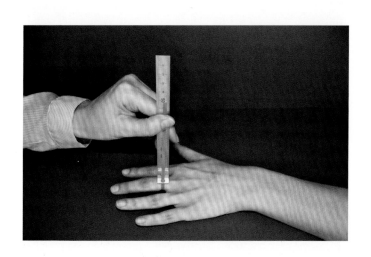

　　位于动脉的搏动性肿胀可见于桡动脉的动脉瘤或假性动脉瘤。桡动脉脉搏减弱或消失可能见于 Takayasu 动脉炎（图 1-6）。在雷诺现象中，毛细血管再充盈时间可以延长（图 1-7）。畸形可以发生在局部，如创伤后，也可以累及多个部位，如类风湿性关节炎

（尺侧偏移、鹅颈畸形等）。触诊也可以用于检查关节或其他部位有无压痛，如轻叩神经所致的 Tinel 征（如轻扣正中神经检查腕管综合征或轻扣尺神经检查腕尺管综合征）（图1-8）。在慢性指屈肌腱腱鞘炎和 de Quervain 综合征即桡骨茎突狭窄性腱鞘炎，检查指屈肌腱腱鞘有时可触及捻发音。

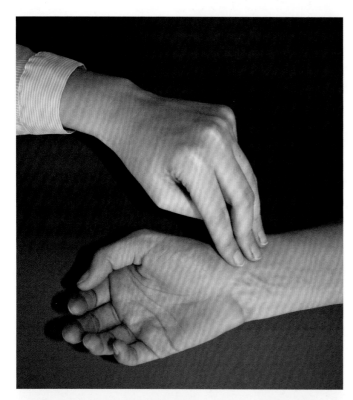

图1-6　桡动脉触诊

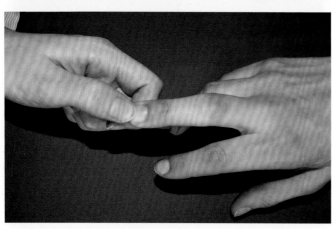

图1-7　毛细血管再充盈实验

图 1-8　Tinel 征检查

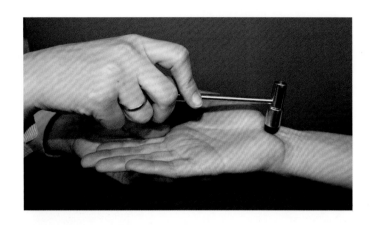

第三节　运动

　　检查手腕部的被动运动和主动运动可观察关节有无活动受限。活动受限可见于从关节炎至骨性关节炎的各种不同病变中（图 1-9）。活动受限也可以见于肌腱病变，包括肌腱撕裂或扳机指手指伸直时活动受阻继而出现弹响。超过正常活动范围的活动可见于过度活动综合征，其可能为罕见遗传疾病如 Ehlers-Danlos 综合征、马凡综合征或唐氏综合征的特征表现之一。

图 1-9　腕关节背屈

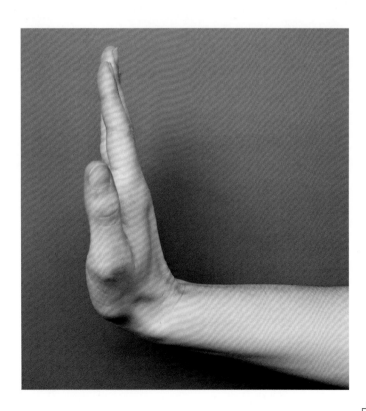

过度活动综合征通常在 Beighton 评分或 Brighton、Bulbena 标准里进行评估（图 1-10）[2-4]。被动活动受限可见于滑液增多 / 滑膜炎、关节脱位或半脱位、关节内软骨瘤病、关节内游离体、关节外肿块阻碍活动、肌肉痉挛或挛缩（肌源性、韧带源性或关节源性）等。上述所有病变当然也会干扰主动活动（图 1-11、图 1-12）。表 1-2 列出了手与手指正常主动活动的范围。观察活动情况还可以发现肌肉断裂、肌无力 / 不全麻痹或麻痹、肌腱断裂 / 损伤以及诈病情况。

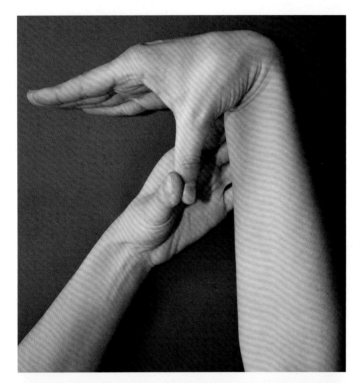

图 1-10 过度运动检查

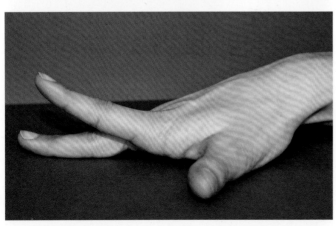

图 1-11 手指主动过度伸展

图 1-12　手指主动屈曲

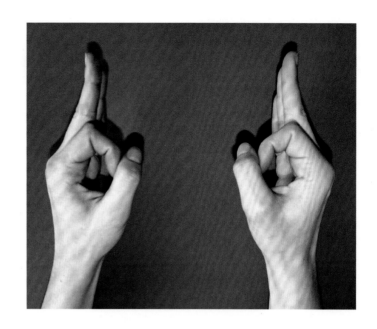

表 1-2　手腕关节正常活动范围

运动方向	活动度
腕关节	
腹侧（掌侧）屈曲	0° ~ 80°
背屈（伸直）	0° ~ 70°
桡偏	0° ~ 20°
尺偏	0° ~ 30°
拇指的腕掌关节	
外展	0° ~ 50°
屈曲	0° ~ 15°
伸直	0° ~ 20°
拇指的掌指关节	
屈曲	0° ~ 50°
伸直	0° ~ 10°
拇指的指间关节	
屈曲	0° ~ 80°

续表

运动方向	活动度
伸直	0°～20°
手指的掌指关节	
屈曲	0°～90°
伸直	0°～45°
手指的近侧指间关节	
屈曲	0°～100°
伸直	0°～5°
手指的远侧指间关节	
屈曲	0°～90°
伸直	0°～10°

腕关节中立位：手掌朝下，与前臂处于同一轴线和平面。

拇指中立位：拇指位于示指一侧，示指与桡骨处于同一平面。对掌和环转运动由基本动作所组成的复杂动作。

手指中立位：手指并拢，与前臂处于同一平面。

对肌力的评估可采用定量方法如测力计（图 1-13）[5]，以及半定量的方法如人工肌力测定（manual muscle testing，MMT）[6]或由医学研究委员会建议的已被广泛接受和使用的计量表[7]，此两种方法已被不同的作者进行了修正。

第四节　特殊检查

目前已有很多方法来测试手的功能、神经支配和血液循环状况以及评估各种手部损伤和关节的稳定性。下面这些特殊检查为风湿病学检查中常用的检查，用于评估与风湿病相关的运动与特征。

- 翻手动作：检查旋前和旋后功能。
- 握拳动作：检查多关节屈曲。
- 握住中指和食指：握力测试（图 1-14）。
- 用拇指与其他手指对掌：精细抓握功能（图 1-15）。
- 日常活动：打开罐子或捡起小物体（图 1-16、图 1-17）。

图 1-13　用测力计测试握力

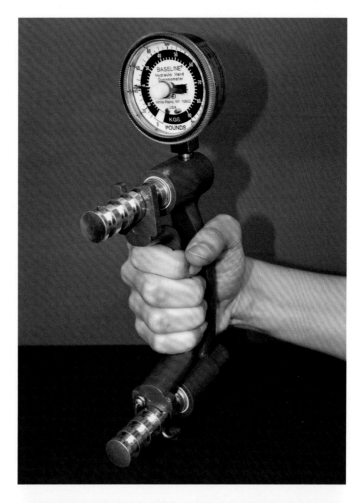

图 1-14　握力测试

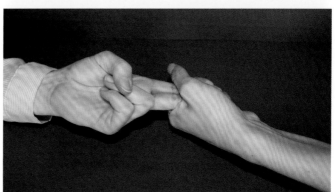

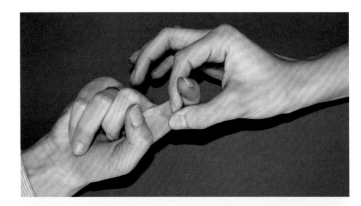

图 1-15　精细抓握实验

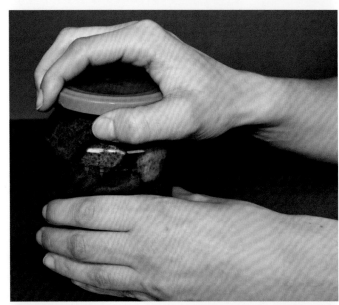

图 1-16　日常活动：打开罐子

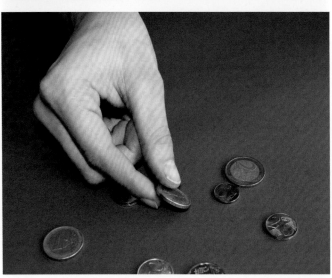

图 1-17　日常活动：捡小物体

Phalen 实验：两手背紧贴，腕部用力屈曲，至少 60 秒，如出现麻木、疼痛感觉提示腕管综合征（图 1-18）。

Finkelstein 实验：检查医师或治疗师握住患者拇指，用力尺偏腕部，如于桡骨远端发生剧烈疼痛，提示 de Quervain 腱鞘炎（图 1-19）。或者可以用改良后的 Eichhoff 实验，即患侧拇指屈曲，其他四指握住拇指，然后检查者将患者的腕关节尺偏。

Watson 实验：检查者握住患者手腕并将拇指放在患者手掌侧的舟骨结节上，使患者腕部轻度伸直，继而将患者手腕从尺侧向桡侧偏移，如出现声响或局部疼痛，提示舟月韧带撕裂或舟月关节不稳。

Gaenslen 挤压实验：侧向加压（挤压）掌指关节（或跖趾关节）（图 1-20），如出现疼痛则提示关节炎。

图 1-18　Phalen 实验

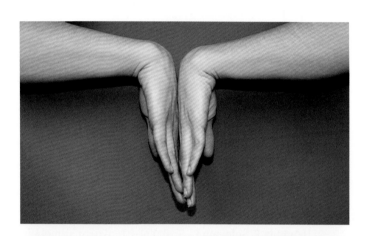

图 1-19　Finkelstein 实验

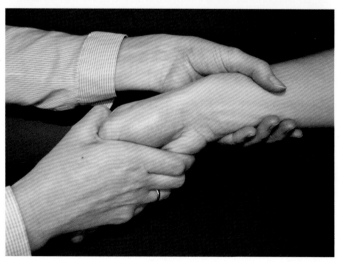

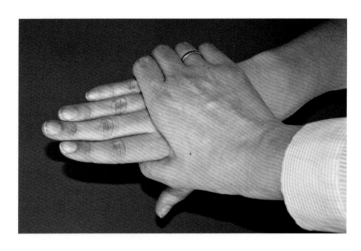

图 1-20　Gaenslen 挤压实验

上述所有征象都可以进行分级，如 0 ~ 4 级，然后汇总至同一的评分系统内，比如 STWL 系统（肿胀、压痛、皮温升高、活动受限）。使用上述系统，右手第五指近侧指间关节的 S3T4W1L3 表示右手第五指近侧指间关节中度肿胀、严重压痛、轻度皮温升高及 75% 关节活动度丧失[8]。

参考文献

1. Helliwell PS, Firth J, Ibrahim GH, Melsom RD, Shah I, Turner DE. Development of an assessment tool for dactylitis in patients with psoriatic arthritis. J Rheumatol. 2005;32:1745-1750.

2. Beighton P, Solomon L, Soskolne CL. Articular mobility in an African population. Ann Rheum Dis. 1973;32:413-418.

3. Bulbena A, Duro JC, Porta M, Faus S, Vallescar R, Martin-Santos R. Clinical assessment of hypermobility of joints: assembling criteria. J Rheumatol. 1992;19:115-122.

4. Grahame R, Bird HA, Child A. The revised (Brighton 1998) criteria for the diagnosis of benign joint hypermobility syndrome (BJHS) . J Rheumatol. 2000;27:1777-1779.

5. Beasley WC. Instrumentation and equipment for quantitative clinical muscle testing. Arch Phys Med Rehabil. 1956;37:604-621.

6. Wright W. Muscle training in the treatment of infantile paralysis. Boston Med Surg J. 1912;167:567.

7. Medical Research Council. Aids to examination of the peripheral nervous system. Memorandum no. 45. London: Her Majesty's Stationary Office; 1976.

8. Meehan RT. History and physical examination. In: West SG, editor. Rheumatology secrets. 3rd ed. Philadelphia: Elsevier; 2015. p. 41-48.

第二章
手部大体解剖

Gabor Baksa，Peter Mandl，Szabolcs Benis，Lajos Patonay，
Geza P. Balint，and Peter Vince Balint

G. Baksa, MD · L. Patonay, MD, DDS
Laboratory of Applied and Clinical Anatomy, Department of Anatomy, Histology and Embryology,
Semmelweis University, Budapest, Hungary
P. Mandl, MD, PhD
Division of Rheumatology, Department of Internal Medicine III, Medical University of Vienna, Vienna,
Austria
S. Benis, MD
Department of Orthopaedics and Traumatology, Ghent University Hospital, Ghent, Belgium
G. P. Balint, MD, FRCP, DSc
Ambulatory Care Clinic, National Institute of Rheumatology and Physiotherapy, Budapest, Hungary
P. V. Balint, MD, PhD, FRCP
3rd Rheumatology Department, National Institute of Rheumatology and Physiotherapy, Budapest, Hungary

©Springer International Publishing AG, part of Springer Nature 2018
P. V. Balint, P. Mandl（eds.），*Ultrasonography of the Hand in Rheumatology*,
https://doi.org/10.1007/978-3-319-74207-6_2

第一节　手部分层解剖

一、皮肤、皮下组织、指甲

　　风湿病学家和超声学家面临的第一层解剖结构为皮肤。尽管有许多解剖学上的变异，皮肤上有一些恒定不变的皮纹，可作为体标，如提示关节间隙的皮纹。在尸体或活体上，已确定了数套解剖皮肤纹线（如Langer纹线、Kreissl纹线、Blaschko纹线等）。在手背侧表面，手背浅静脉网汇入桡侧的头静脉和尺侧的贵要静脉。掌骨背侧静脉在行经掌指关节处形成

一静脉弓。近侧指间关节及远侧指间关节处的皮肤皱褶也可以很好地显示（图2-1）。手掌的表面被"山"和"谷"所隔断。蚓状肌和神经血管束形成"山"，而"谷"内为指屈肌腱。一般情况下较容易区分手掌上的皮纹（图2-1）。指尖和手掌上的指纹不仅对法医学和身份鉴定很重要，而且有助于增加手的抓握功能。

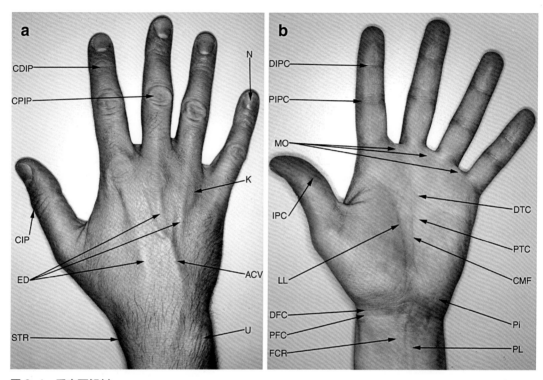

图2-1 手表面解剖
（a）背侧面；（b）掌侧面。ACV 副头静脉，CDIP 远侧指间关节皱褶，CIP 指间关节皱褶，CMF 中指皱褶，CPIP 近侧指间关节皱褶，DFC 远侧腕横纹 ，DIPC 远侧指间横纹，DTC 远侧掌横纹，ED 指伸肌腱，FCR 桡侧腕屈肌腱，IPC 指骨间皱褶，K 指节，LL 生命线，MO 脂肪小丘，N 指甲，PFC 近侧横纹，Pi 豌豆骨，PIPC 近侧指间横纹，PL 掌长肌腱，PTC 近侧掌横纹，STR 桡骨茎突，U 尺骨

　　手的掌侧被掌腱膜和内、外侧肌间隔分为鱼际间隙、掌中间隙和小鱼际间隙。肌间隔起源于掌腱膜的两个边缘，分别止于第二掌骨和第五掌骨。掌腱膜起源于掌韧带，或大多数情况下为掌长肌腱的延续。然而，它常通过一些纵行纤维止于第2～5指指屈肌腱的纤维鞘，同时发出纤维止于相应的皮下。在近侧的某些部位，它紧紧附着于掌侧皮肤，而它的远侧纤维则较疏松。在纵行纤维之间也有一些横行纤维穿过。这些纤维在第二和第五指之间形成三个窗口，此处指掌侧总动脉分为指固有动脉。神经从掌骨浅横韧带下经过，该韧带亦称为蹼间韧带。在近侧，神经则位于横行纤维的深方。神经和血管仅仅被厚的皮下脂肪垫所覆盖，当手掌用力伸展手指时最为明显（图2-2）。

图 2-2 掌侧皮肤、皮下深方的第一层
HTF 小鱼际筋膜，MO 脂肪小丘，PA
掌腱膜，PB 掌短肌，TF 鱼际筋膜

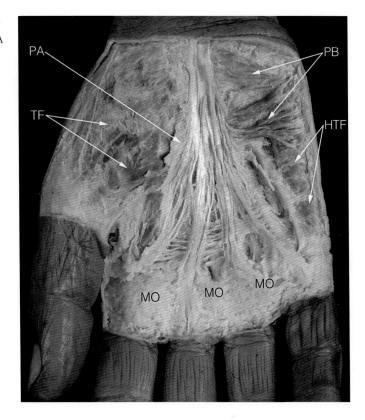

掌短肌为一短小肌肉，其起自屈肌支持带和掌腱膜，止于小鱼际皮肤，它是手部唯一受尺神经浅支所支配的肌肉。

在手掌，掌侧皮肤被垂直的分隔固定于掌腱膜上。在掌指关节、近侧指间关节、远侧指间关节有类似的分隔将皮肤固定在手指上。在手指，手指皮下韧带又名 Cleland 韧带，位于指神经的背侧。而在掌侧，则有 Grayson 韧带，位于指神经浅侧，止于皮肤，起固定深筋膜的作用。这种固定类型的主要优点为可以限制手指主动活动时皮肤的移动性，也有稳定手指神经血管束的作用。手指的远端背侧被呈轻微隆起形态的指甲所覆盖。指甲板周围有几处皮肤皱褶，包括两个侧面皱褶（甲旁表皮）和一个近侧皱褶，其中近侧皱褶覆盖的上皮称为甲上皮。这些皱褶统称为甲周皮。甲板第四游离缘被称为远端。在游离缘的对面，即甲板的近端可见甲弧影，这是由于其形状和颜色类似于上蜡的残月而得以命名。甲基质（或甲床、甲下皮）位于甲板近侧皱褶的深部。指甲近端（或甲根）位于皮肤深方，被称为隐匿边缘。甲床有非常丰富的毛细血管网，在健康受试者中呈粉红色。指甲本身为较硬的角蛋白结构，有两个板（背侧板和腹侧板），附着在生发基质上。离远侧指间关节不远处，甲板的腹侧板牢固地止于骨膜上，此止点邻近指伸肌腱的止点。

二、骨骼

就像三明治的中间层，骨将手部分为手掌和手背两个部分。与手的掌侧相比，手骨更靠近手的背侧，因此，手掌包含较多的软组织和肌肉。这导致手掌组织比手背组织厚。因此，当检查手背时可用更高频率的超声探头。手由腕骨、掌骨和指骨组成，并与前臂的两块骨头（桡骨和尺骨）相连。桡骨和尺骨的远端形成一个车轴关节，桡骨远端可以在尺骨切迹中旋转。近侧横弓由两排腕骨构成，掌骨头形成手掌的远侧掌横弓。主纵弓（第三指骨列）从桡骨背侧结节（Lister 结节）开始，行经最大和最有力的腕骨之一，即头状骨，至第三掌骨底部。手纵弓在主纵弓的两侧呈扇形展开，分别止于第二、第四和第五掌骨底部。随着拇指与其他手指对掌，这些弓形结构形成握球状。我们还可以想象拇指和其他手指之间的四个对角线弓。所有这些弓性结构有助于手部形成一个半圆形篮筐形态，用于抓住和握住物体（图 2-3）。

腕骨由四个近侧列和四个远侧列腕骨构成。近侧列腕骨（从桡侧到尺侧依次为：舟骨、月骨、三角骨、豌豆骨）在近侧与桡骨形成桡腕关节，在远侧与远侧列腕骨（从桡侧到尺侧依次为：大多角骨、小多角骨、头状骨和钩骨）形成腕骨间关节（图 2-4）。最内侧的豌豆骨、钩骨与最外侧的舟骨（及其结节）、大多角骨分别形成腕骨的内侧突起和外侧突

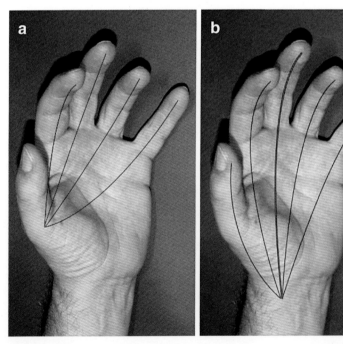
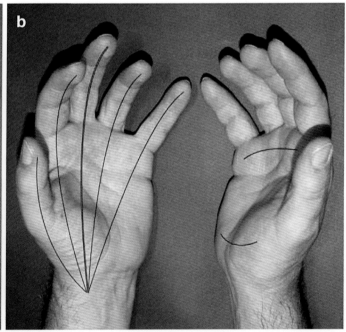

图 2-3　手弓
（a）斜弓；（b）左手手指纵弓和右手近侧和远侧掌横弓

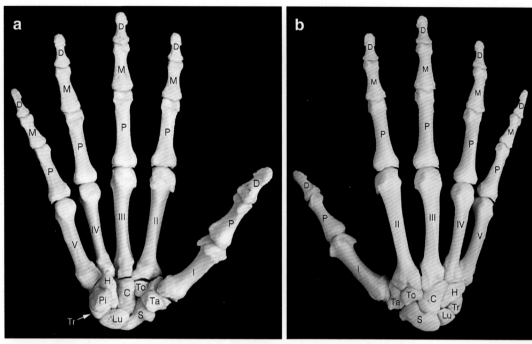

图 2-4 手骨

（a）手掌面；（b）手背面。C 头状骨，D 远节指骨，H 钩骨，I ~ V 第 1 ~ 5 掌骨，Lu 月骨，M 中节指骨，P 近节指骨；Pi 豌豆骨，S 舟骨，Ta 大多角骨，To 小多角骨，Tr 三角骨

起。尺骨远端和尺骨茎突与腕骨近端、三角纤维复合体形成关节。豌豆骨，为尺侧腕屈肌腱的一个籽骨，其实并不是桡腕关节的一部分，因其只在背侧有一个朝向三角骨的关节面。

豌豆骨为腕管近端尺侧入口的骨性标志结构。舟骨结节为腕管近端入口的桡侧标志结构。豌豆骨为定位尺动脉的一个标志结构，尺动脉位于豌豆骨的外侧。腕管远端的骨柱分别是尺侧的钩骨（钩骨钩）和桡侧的大多角骨。

籽骨通常发生在手掌侧面，为正常变异。由于副骨数量的不同，腕骨的总数也会经常变化而不同，对此方面的详细描述，不在本书陈述的范围内。

掌骨部分由 5 个掌骨组成，每一个掌骨可分为底、体、颈和头。掌骨头呈椭圆形，在掌侧 - 背侧方向径线稍长。尽管它的形态有时不规则，掌骨头在关节内的部位为光滑的外凸形态。掌骨头的滑膜外区域较为粗糙，有一个内侧结节和一个外侧结节，分别为侧副韧带的止点。另外，围绕关节内光滑区域的周边有一个稍高的嵴形成。该嵴导致骨的背侧形成一个小凹，小凹表面平滑、分界清晰，底部为骨质。此处为生长板融合的部位，亦为营养／滋养血管进入骨的部位。在一项尸体超声检查的研究中，37% 的掌指关节可见此骨质小凹（第二掌指关节最常见），在纵切和横切超声检查中均表现为界限清楚的骨质小凹，骨皮质无中断[1]。

手指由近节、中节、远节指骨构成。拇指没有中节指骨。远节指骨头有所谓的结节。

三、腕关节内在、外在韧带

外在韧带将腕骨与近侧的桡骨、尺骨相连，并与远侧的掌骨相连。内在韧带位于腕骨之间。韧带包括背侧的桡腕 V 形韧带和掌侧的近侧、远侧 V 形韧带复合体。对风湿病专家来说，也许最重要的韧带是舟月韧带和月三角韧带（图 2-5）。每个韧带均包括三个部分：掌侧韧带、背侧韧带、骨间韧带。内在骨间韧带和内在关节囊韧带对保持腕弓、维持关节的移动性和稳定性都是非常重要的；然而，超声不能显示骨间韧带。舟骨和月骨的活动度最大，而第二掌骨和第三掌骨底部是腕部最固定的部分。

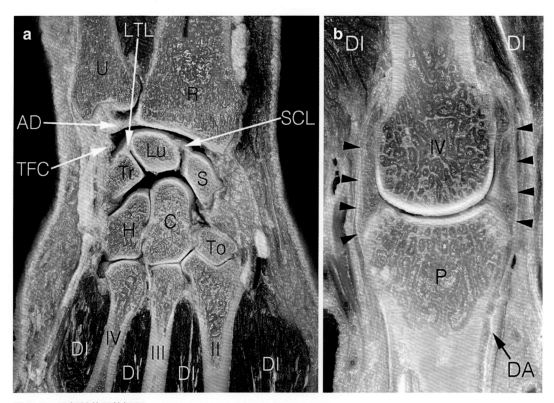

图 2-5 手部关节冠状切面

（a）腕关节冠状切面，腕和腕掌关节；（b）第四掌指关节冠状切面。AD 关节盘，C 头状骨，DA 背侧腱膜，DI 骨间背侧肌，II ~ IV 第 2 ~ 4 掌骨，LTL 月三角韧带，Lu 月骨，P 近节指骨，R 桡骨，S 舟状骨，SCL 舟月韧带，TFC 三角纤维复合体，To 小多角骨，Tr 三角骨，U 尺骨，箭头为掌指关节囊和侧副韧带

四、掌指关节、近侧指间关节、远侧指间关节、指间关节的韧带

尽管这些关节的大小与类型不同，掌指关节为椭球关节，而其他关节为枢纽关节，掌指关节、近侧指间关节、远侧指间关节、指间关节周围的韧带分布相似（图2-5）。一个重要例外为掌骨深横韧带，它连接第2、第3、第4和第5掌骨头以及它们各自的掌板，可避免掌骨在手指单独运动过程中发生意外分离。这些关节均有桡侧（走行较水平）和尺侧（走行较倾斜）副韧带。侧副韧带有两个部分：一个为条索状的固有韧带，其位置更靠背侧；另一个为扇形的副韧带，其更靠近掌侧，且在近节指骨处止于掌板和腕骨横韧带。这两个韧带由于其起点和止点位置不同而具有不同的功能。两者都有稳定关节的作用，固有韧带在关节屈曲时紧张、伸直时松弛，而副韧带则在关节伸直时紧张、屈曲时松弛。骨间肌从掌骨横韧带的背侧经过，而蚓状肌则从该韧带的掌侧经过，并止于侧副韧带，从关节的外侧发挥稳定关节的作用。支持带韧带（包括 Landsmeer 横行、斜行支持带韧带）协助近侧指间关节和远侧指间关节的屈曲和伸直动作。斜行韧带起于近节指骨掌侧，跨过侧副韧带，止于远节指骨的偏背侧区。横行韧带起自指屈肌腱腱鞘周边，止于伸肌腱帽的外侧束。

五、中层肌肉组织

蚓状肌起自指深屈肌腱，止于指背腱膜，其作用为屈掌指关节和伸近侧指间关节。骨间肌有两组。骨间掌侧肌起自第2、第4、第5掌骨体的侧面，止于第2、第4、第5指的近节指骨底部以及指背腱膜（图2-6）。它们的主要作用为内收，但也协助手指的屈曲和伸直动作。骨间背侧肌起自第2至第5掌骨体的侧面，止于第2至第4指的近节指骨以及伸肌腱的背侧腱膜。其主要功能为外展手指。

六、血管弓、血供和淋巴管

由于手部动脉血供的复杂性和临床重要性，在此我们做一简要回顾。手部血管起源于肱动脉的两个主要分支——桡动脉和尺动脉。桡动脉位于手的背侧，它在腕部时经过腕桡侧小窝，继而于拇长伸肌腱深方走行，穿过第一骨间背侧肌。该穿支为掌深弓的主要输入支。掌深弓的另一来源为尺动脉深支，其于小指短屈肌和小指外展肌之间进入小鱼际。掌深弓发出四条掌心动脉以支配骨间肌和部分腕骨结构。向远侧走行时，这些血管常与来自掌浅弓的指掌侧总动脉吻合。指动脉起自掌浅弓，其发出细小的动脉支配关节囊以及通过腱系膜供应肌腱的血供。在关节囊下，中央束和掌骨头背侧小凹具有丰富的小血管和毛细血管（图2-7、图2-8）。在关节外，肌肉组织及甲床具有丰富的毛细血管网。脱氧血液首先汇入掌侧指静脉，再进入掌浅弓和掌深弓，最后到达前臂内侧静脉、尺静脉、桡静脉、

并最终汇入上臂的贵要静脉和头静脉。淋巴管伴随静脉走行，第一组主要淋巴结位于肘部。手部和腕部没有淋巴结。

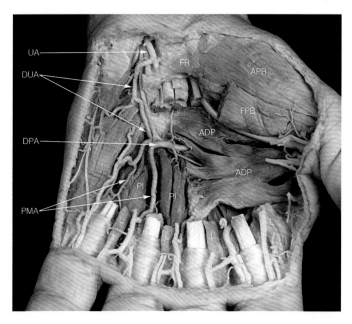

图 2-6　手的深层肌肉

说明：第一掌侧骨间肌被拇收肌覆盖。ADP 拇收肌（斜头与横头），APB 拇短展肌，DPA 掌深弓，DUA 尺动脉深支，FPB 拇短屈肌，FR 屈肌支持带，L 蚓状肌，PI 骨间掌侧肌，PMA 掌动脉，UA 尺动脉

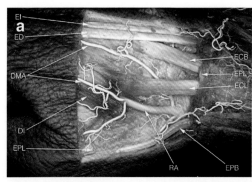
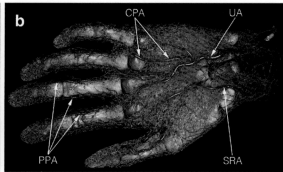

图 2-7　骨间掌侧肌

（a）解剖学鼻烟壶以及被注射的桡动脉（拇长伸肌腱被切断）；（b）手部动脉血管铸型。注射蓝色树脂的动脉。CPA 指掌侧总动脉，DI 第一骨间背侧肌，DMA 掌背动脉，ECB 桡侧腕短伸肌腱，ECL 桡侧腕长伸肌腱，ED 指伸肌腱，EI 示指伸肌腱，EPB 拇短伸肌腱，EPL 拇长伸肌腱，PPA 指掌侧固有动脉，RA 桡动脉，SRA 桡动脉浅支，UA 尺动脉

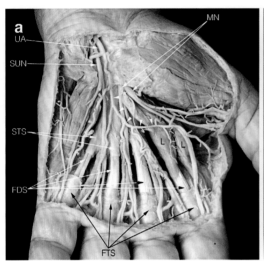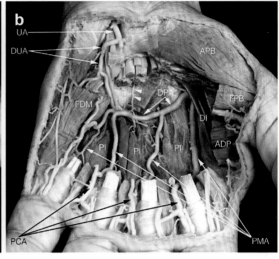

图 2-8　手部动脉弓

（a）掌浅弓；（b）掌深弓。ADP 拇收肌，APB 拇短展肌，DI 第二骨间背侧肌，DPA 掌深弓，DUA 尺动脉深支，FDM 小指短屈肌，FDS 指浅屈肌腱，FPB 拇短屈肌，FTS 腱纤维鞘，L 蚓状肌，MN 正中神经，PCA 指掌侧总动脉，PI 骨间掌间肌，PMA 掌心动脉，STS 腱滑膜鞘，SUN 尺神经浅支，UA 尺动脉，箭头为掌浅弓，双箭头为腕掌动脉

七、神经系统

正中神经在进入腕管之前，分为三个主要分支、返支和指皮支（进一步分为指掌侧总神经、指掌侧固有神经），但这些分支都紧密聚在一起，只有在离开腕管后才会分开。外侧返支，也称"百万美元神经"，穿过外侧肌间隔，走行至拇指以及示指的桡侧。从腕管一出来，该神经发出一支至鱼际肌的短小分支。其另外两个分支位于掌中间隙，朝向第二到第四指走行。众所周知的变异为正中神经二裂变异，即进入腕管的正中神经呈两支表现。正中神经呈双支的发生率小于 10%，双侧发生的可能性较高，该变异有时但并不总是伴有永存正中动脉。正中神经发出感觉支支配拇指、示指和中指的掌侧面、环指的桡侧掌侧面。正中神经亦支配第 1 指至第 3 指指尖的背侧皮肤感觉。尺神经进入腕尺管（图 2-9）。分出两个分支，即尺神经深支和浅支。在正中神经和尺神经之间会有一些吻合支，被称为解剖变异[2]。尺神经发出感觉支支配第五指掌面以及第四指的尺侧掌面。桡神经：神经主干不位于手部。桡神经分为深支和浅支，深支成为骨间背神经，浅支支配手背的皮肤。桡神经分支支配手掌外侧部分的背侧皮肤及外侧三个半手指的背侧皮肤。最后，指掌侧总神经和指掌侧固有神经与同名动脉伴行走行于手指的两侧直至指尖。

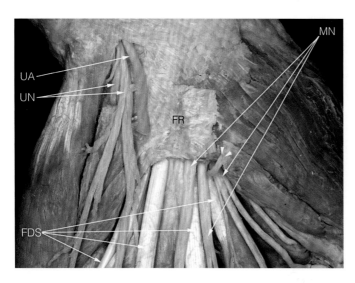

图2-9 腕尺管和腕管
说明：正中神经出腕管后分为三个分支和鱼际运动支。FDS 指浅屈肌腱，FR 屈肌支持带，MN 正中神经，UA 尺动脉，UN 尺神经深支和浅支，箭头为至鱼际肌的运动支

八、手部大体解剖

表2-1 和表2-2 为手外肌和手内肌的运动神经支配及其起点、止点和功能介绍。

表2-1 手部外在肌肉

肌肉	起点	止点	功能	支配神经
桡侧腕屈肌	肱骨内上髁，前臂筋膜	第二掌骨底	肘部：屈曲，旋前 腕部：桡偏，手掌屈曲	正中神经
尺侧腕屈肌	肱骨内上髁，尺骨鹰嘴内侧	钩骨，肌腱还包括一个籽骨（豌豆骨），第五掌骨底	肘部：屈曲 腕部：尺偏，手掌屈曲	尺神经肌支
掌长肌	肱骨内上髁	掌腱膜	手部紧握	正中神经
指浅屈肌	肱骨内上髁，腱弓位于尺骨冠突与桡骨之间	第2～5指中节指骨	第2～5手指：屈曲	正中神经
拇长屈肌	桡骨掌侧	拇指远节指骨	拇指屈曲	正中神经
指深屈肌	尺骨粗隆与骨间膜	第2～5指远节指骨	第2～5手指：屈曲	正中神经（第2、第3指）和尺神经（第4、5第指）
旋前方肌	尺骨远端内侧	桡骨远端的掌侧与外侧	前臂旋前	正中神经
肱桡肌	肱骨外上髁的上方	桡骨茎突	肘关节：屈曲 前臂：旋前 稳定关节	桡神经

续表

肌肉	起点	止点	功能	支配神经
桡侧腕长伸肌	肱骨外上髁的上方	第2掌骨底部背侧	腕关节：背屈，桡偏	桡神经
桡侧腕短伸肌	肱骨外上髁	第3掌骨底背侧	腕关节：背屈	桡神经
指伸肌	肱骨外上髁和前臂背侧筋膜	第2～5指中节及远节指骨	伸指	桡神经
小指伸肌	肱骨外上髁	第5指中节及远节指骨底部（标注：原书为第5伸肌腱）	伸小指	桡神经
尺侧腕伸肌	肱骨外上髁，前臂浅筋膜	第5掌骨底背侧	腕关节：背屈，尺偏	桡神经
拇长展肌	尺骨与桡骨中段以及骨间膜	第1掌骨底	外展拇指	桡神经
拇短伸肌	尺骨，骨间膜和桡骨背侧	拇指近节指骨底	伸拇指和外展拇指	桡神经
拇长伸肌	尺骨中部及骨间膜	拇指远节指骨底	伸拇指和外展拇指	桡神经
示指伸肌	尺骨远段	示指指背腱膜	伸第2指	桡神经

表2-2　手部内在肌肉

肌肉	起点	止点	功能	支配神经
掌短肌	屈肌支持带和掌腱膜	小鱼际皮肤	保持皮肤伸展，提高抓力	尺神经浅支
拇短展肌	腕横韧带/舟骨结节和大多角骨结节	拇指近节指骨底外侧和掌指关节囊	拇指外展和协助拇指对掌和伸直动作	正中神经返支
拇对掌肌	腕横韧带和大多角骨	第一掌骨桡侧	拇指对掌和拇指屈曲	正中神经
拇短屈肌	屈肌支持带，大多角骨	拇指近节指骨	屈曲拇指	肌肉浅头：正中神经返支 肌肉深头：尺神经深支
拇收肌	第3掌骨前侧（肌肉横头）第2、第3掌骨底小多角骨和头状骨（肌肉斜头）	拇指近节指骨内侧和尺侧的籽骨	拇指内收	尺神经深支

肌肉	起点	止点	功能	支配神经
小指展肌	屈肌支持带，豌豆骨与豆钩韧带	第5指近节指骨底	外展第5指	尺神经深支
小指屈肌	钩骨	第5指近节指骨底	屈曲第5指	尺神经深支
小指对掌肌	屈肌支持带和钩骨钩	第5掌骨内侧	第5指对掌，第5指旋转	尺神经深支
蚓状肌	指深屈肌腱	指背腱膜	屈曲掌指关节和外展近侧指间关节	第3、第4蚓状肌：尺神经深支第1、第2蚓状肌：正中神经
骨间掌侧肌	第2、第4、第5掌骨体的侧面	第2、第4、第5指伸肌近节指骨底与指背腱膜	内收、屈曲和伸直手指	尺神经深支
骨间背侧肌	第2～5掌骨体的侧面	第2～4指近节指骨和指背腱膜	外展手指	尺伸肌深支

第二节　断层解剖

为了更好地了解手部解剖结构的分布，我们可以从三个标准解剖切面去检查手部：冠状面（图2-5）、横断面（图2-10～图2-18）和矢状面（图2-19、图2-20）。

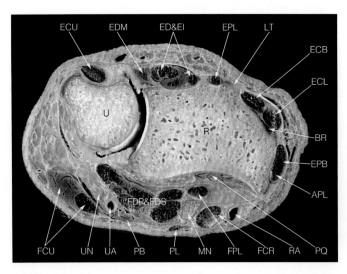

图2-10　腕关节桡、尺水平横断面
左手近侧观。APL拇长展肌腱，BR肱桡肌肌腱，ECB桡侧腕短伸肌腱，ECL桡侧腕长伸肌腱，ECU尺侧腕伸肌腱，ED&EI指伸肌腱和示指伸肌腱，EDM小指伸肌腱，EPB拇短伸肌腱，EPL拇长伸肌腱，FCR桡侧腕屈肌腱，FCU尺侧腕屈肌及其肌腱，FDS&FDP指浅屈肌腱和指深屈肌腱，FPL拇长屈肌腱，LT Lister结节，MN正中神经，PB掌短肌，PL掌长肌，PQ旋前方肌，R桡骨，RA桡动脉，U尺骨，UA尺动脉，UN尺神经

图 2-11　近侧腕骨横断面

左手近侧观。APL 拇长展肌腱, CV 头静脉, ECB 桡侧腕短伸肌腱, ECL 桡侧腕长伸肌腱, ECU 尺侧腕伸肌腱, ED 指伸肌腱, EDM 小指伸肌腱, EI 示指伸肌腱, EPB 拇短伸肌腱, EPL 拇长伸肌腱, FCR 桡侧腕屈肌腱, FDP 指深屈肌腱, FDS 指浅屈肌腱, FPL 拇长屈肌腱, Lu 月骨, MN 正中神经, Pi 豌豆骨, RA 桡动脉, S 舟骨, Ta 大多角骨, Tr 三角骨, UA 尺动脉, UN 尺神经

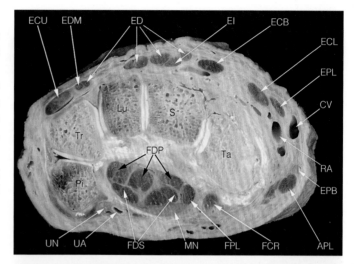

图 2-12　远侧腕骨横断面

左手近侧观。ADM 小指外展肌, APB 拇短展肌, APL 拇长展肌腱, C 头状骨, CV 头静脉, ECB 桡侧腕短伸肌腱, ECL 桡侧腕长伸肌腱, ECU 尺侧腕伸肌腱, ED 指伸肌腱, EDM 小指伸肌腱, EI 示指伸肌腱, EPB 拇短伸肌腱, EPL 拇长伸肌腱, FCR 桡侧腕屈肌腱, FDP 指深屈肌腱, FDS 指浅屈肌腱, FPL 拇长屈肌腱, H 钩骨, MN 正中神经, RA 桡动脉, Ta 大多角骨, To 小多角骨, UA 尺动脉, UN 尺神经

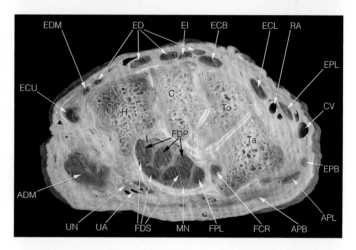

图 2-13　掌骨底部横断面

左手近侧观。ADM 小指外展肌, APB 拇展短肌, APL 拇长展肌腱, C 头状骨, CV 头静脉, ECB 桡侧腕短伸肌腱, ECL 桡侧腕长伸肌腱, ED 指伸肌腱, EDM 小指伸肌腱, EI 示指伸肌腱, EPB 拇短伸肌腱, EPL 拇长伸肌腱, FDM 小指屈肌, FR 屈肌支持带, H 钩骨, I～V 第 1～5 掌骨, ODM 小指对掌肌, PB 掌短肌, PL 掌长肌, RA 桡动脉, Ta 大多角骨, To 小多角骨

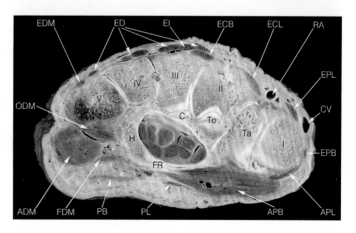

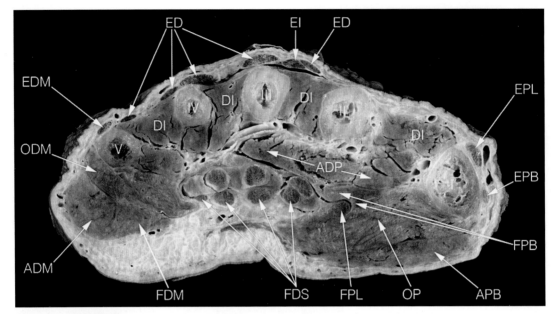

图 2-14 掌骨横断面

左手近侧观。ADM 小指外展肌，ADP 拇内收肌，APB 拇短展肌，DI 骨间背侧肌，ED 指伸肌腱，EDM 小指伸肌腱，EI 示指伸肌腱，EPB 拇短伸肌，EPL 拇长伸肌，FDM 小指屈肌，FDS 指浅屈肌，FPB 拇短屈肌，FPL 拇长屈肌，I ~ V 第 1 ~ 5 掌骨，ODM 小指对掌肌，OP 拇对掌肌

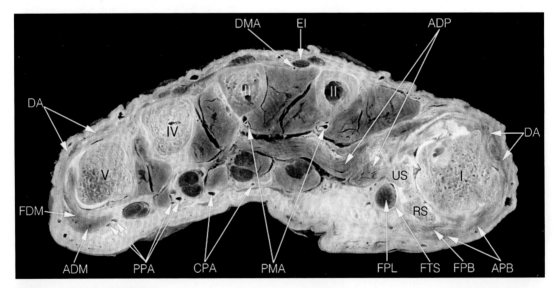

图 2-15 掌骨头近侧横断面

左手近侧观。ADM 小指外展肌，ADP 拇内收肌，APB 拇短展肌，CPA 掌侧指总动脉，DA 背侧腱膜，DMA 掌背动脉，EI 示指伸肌腱，FDM 小指屈肌，FPB 拇短屈肌，FPL 拇长屈肌，FTS 肌腱纤维鞘，I ~ V 第 1 ~ 5 掌骨，PMA 掌心动脉，PPA 掌侧指固有动脉，RS 拇指桡侧籽骨，US 拇指尺侧籽骨

图2-16 第2指掌骨头处横断面

CPA 掌侧指总动脉，DI 骨间背侧肌，ED 指伸肌腱，EI 示指伸肌腱，II 第2掌骨（头），L 蚓状肌，PI 骨间掌侧肌腱，SI 示指籽骨

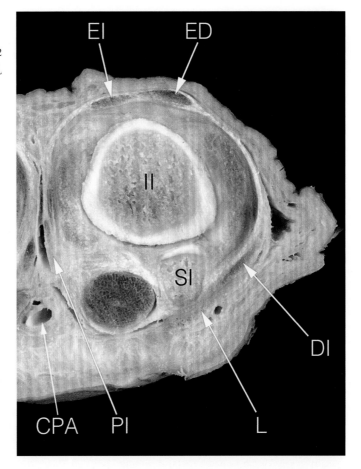

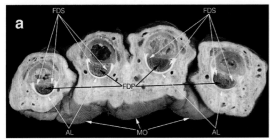 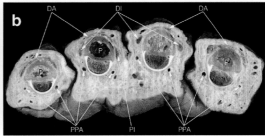

图2-17 近节指骨指屈肌腱交叉水平横断面

（a和b）同一断面，显示不同的结构。AL 环状滑车，DA 背侧腱膜，DI 骨间背侧肌腱，FDP 指深屈肌腱，FDS 指浅屈肌腱，MO 脂肪小丘，P 近节指骨，PI 骨间掌侧肌腱，PPA 指掌侧固有动脉

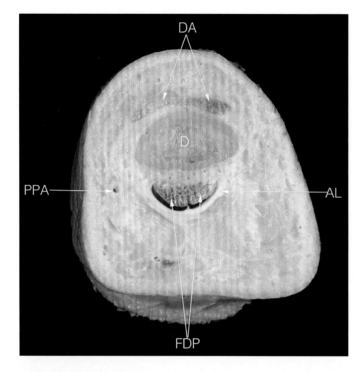

图 2-18　中指远节指骨横断面

AL 环状滑车，D 远节指骨，DA 指背腱膜，FDP 指深屈肌腱，PPA 指掌侧固有动脉

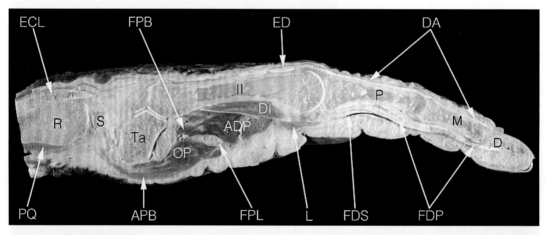

图 2-19　第二指矢状切面

ADP 拇收肌，APB 拇短展肌，D 远节指骨，DA 指背腱膜，ECL 桡侧腕长伸肌腱，ED 指伸肌腱，FDP 指深屈肌腱，FDS 指浅屈肌腱，FPB 拇短屈肌，FPL 拇长屈肌，DI 骨间背侧肌，II 第 2 掌骨，L 蚓状肌，M 中节指骨，OP 拇对掌肌，P 近节指骨，PQ 旋前方肌，R 桡骨，S 舟骨，Ta 大多角骨

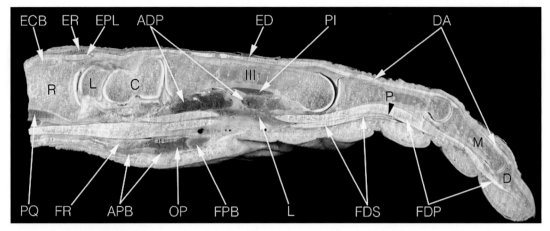

图 2-20　第三指矢状切面

ADP 拇收肌，APB 拇短展肌，C 头骨，D 远节指骨，DA 指背腱膜，ECB 桡侧腕短肌腱，ED 指伸肌腱，EPL 拇长伸肌腱，ER 伸肌支持带，FDP 指深屈肌腱，FDS 指浅屈肌腱，FPB 拇短屈肌，FR 屈肌支持带，III 第三掌骨，L 蚓状肌，黑色 L 月骨，M 中节指骨，OP 拇对掌肌，P 近节指骨，PI 骨间掌侧肌，PQ 旋前方肌，R 桡骨，箭头为指屈肌腱交叉处

第三节　区域解剖学和亚区解剖学

腔室（Compartments）、管道（Canals）、通道（Channels）、腔（Cavities）、关节囊（Capsules）和连接（Connections）

六个 "C" 分别代表腔室、管道、通道、腔、关节囊和连接，对于风湿病学者来说这些是非常重要的结构。这些结构经常会被病变所累及，在任何影像学中它们都是必要的标志性结构，也是评估解剖变异的关键部位。

（一）腔室

腔室在医学上有两种不同的含义，即筋膜室和药代动力学腔室。药代动力学腔室的例子包括血浆、组织液、脂肪组织、细胞内液和跨细胞体液。关节腔积液就是跨细胞体液腔室的一个很好的例子。

筋膜室为筋膜（结缔纤维间隔、肌间隔）包被的腔室，内含肌肉、血管和神经。骨可以作为筋膜室的底部，但它们不是筋膜室的一部分。

手部可分为五个主要筋膜室，在掌侧从桡侧至尺侧依次为鱼际腔室、掌中间腔室（中央隙）、小鱼际腔室，在背侧为骨间腔室和位于鱼际腔室与骨间腔室之间的内收肌腔室（表2-3）。

表 2-3　筋膜室内的肌肉组织

1. 鱼际腔室：拇短展肌，拇短屈肌，拇对掌肌
2. 掌中间隙（中央隙）：蚓状肌和三个掌侧骨间肌（全部为单羽肌）
3. 小鱼际腔室：小指展肌，小指对掌肌，小指短屈肌，位于掌短肌筋膜上方
4. 骨间腔室：4 个骨间背侧肌（全部为双羽肌）
5. 内收肌腔室：拇收肌（斜头和横头）

解剖学鼻烟壶

解剖学鼻烟壶（桡侧小凹）并不是一个腔室，而是手部的一个重要亚区。解剖学鼻烟壶的桡侧边界为拇短伸肌腱和拇长展肌腱及其腱鞘，其尺侧为拇长伸肌腱。这导致皮肤上形成桡侧和尺侧两条条索状隆起，尤其在拇指外展和伸直时显著。在这两个条索之间，有一个凹陷形似鼻烟壶（用于放烟草以吸鼻烟）。桡动脉走行于鼻烟壶的底部，继而经过拇长伸肌腱的下方，穿行于第一骨间背侧肌（图 2-7 ～图 2-22）。

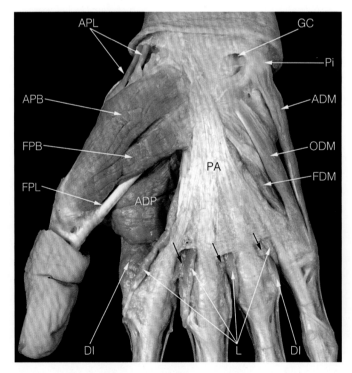

图 2-21　手的腔室

鱼际与小鱼际肌肉。掌腱膜覆盖掌中间隙。ADM 小指外展肌，ADP 拇收肌，APB 拇短展肌，APL 拇长展肌腱，DI 骨间背侧肌，FDM 小指屈肌，FPB 拇短屈肌，FPL 拇长屈肌腱，GC Guyon 管，L 蚓状肌，ODM 小指对掌肌，PA 掌腱膜，Pi 豌豆骨，黑色箭为掌骨深横韧带

图 2-22　解剖学鼻咽窝

ADP 拇收肌，APL 拇长展肌腱，DA 指背腱膜，DI 骨间背侧肌，ECB 桡侧腕短伸肌腱，ECL 桡侧腕长伸肌腱，EPB 拇短伸肌腱，EPL 拇长伸肌腱，ER 伸肌支持带，RFo 解剖学鼻咽窝（桡侧小凹）

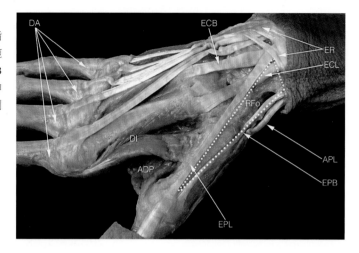

（二）管道

手部最重要的两条管道是腕管和腕尺管，它们也被称为骨纤维管，主要基于这样一个事实，即管道底部和两侧通常为纤维软骨和骨组织，有利于指屈肌腱在管道中的滑动。

腕管

腕管位于腕掌侧。由于腕管近侧宽、远侧窄，其空间形状类似于削顶的咽喉管。腕管底部由腕骨构成。腕管的内侧和外侧靠在四个柱子上：内侧近端为豌豆骨、远端为钩骨，外侧近端为舟骨结节、远端为大多角骨。腕管掌侧被呈轻微隆起形态的腕横韧带所覆盖，该韧带内侧附着在豌豆骨、外侧附着在舟骨。在腕管外，最外侧为桡侧腕屈肌腱及其腱鞘，其位于舟骨和大多角骨的骨沟内。在腕管内，最外侧为拇长屈肌腱及其独立的腱鞘。正中神经位于腕横韧带的正下方，并位于第三、第四指浅屈肌腱的上方。正中神经多为椭圆形，但在某些情况下，也可能形态更圆或为三角形。腕管内还有一个总腱鞘，即指浅和指深屈肌腱总腱鞘。指浅屈肌腱位于腕管的浅部并形成两排。第一排为第三和第四指指浅屈肌腱，而第二排为第二和第五指指浅屈肌腱。在腕管入口处，指深屈肌腱包裹相应的指浅屈肌腱（呈 U 形）。出腕管后，指深屈肌腱和指浅屈肌腱重新排列，形成上下两排，进入相应手指（图 2-23）。

Guyon 管（腕尺管）

三角形的腕尺管位于腕内侧，位置较腕管表浅。在尺神经上方有一韧带，其位于豌豆骨与钩骨之间（豆钩韧带）。腕尺管的内侧边界是豌豆骨，底部是腕横韧带，外侧边界为钩骨钩。尺动脉位于尺神经的外侧（图 2-23）。

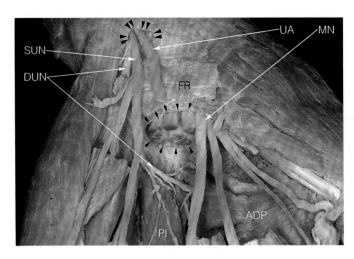

图 2-23 腕尺管和腕管

指浅屈肌腱和指深屈肌腱被切断。ADP 拇收肌，DUN 尺神经深支，FR 屈肌支持带，MN 正中神经，PI 骨间掌侧肌，SUN 尺神经浅支，UA 尺动脉，箭头为腕管，双箭头为腕尺管

尺神经的感觉和运动分支通常分为三个区域，区域 1 位于尺神经分叉之前（包含混合的运动和感觉分支），区域 2 为尺神经运动深支，区域 3 为尺神经感觉浅支。

（三）通道

通道内含肌腱及其腱鞘或腱围组织或仅被疏松结缔组织包裹的肌腱。术语"通道"和"腔室"可互换使用。

手腕的伸肌腱通道（腔室）

手指伸肌腱位于腕背侧伸肌支持带的深方。伸肌支持带内侧附着于尺骨远端和内侧腕骨，外侧附着于桡骨远端和外侧腕骨。腔室底部由桡、尺骨远端的背侧面和腕骨的背侧面所形成。6 个伸肌腱腔室被起自伸肌支持带的纤维隔所分隔。从桡侧开始，第一腔室包含拇长展肌腱和拇短伸肌腱，共有一个腱鞘。在第二腔室，为桡侧腕长伸肌腱和桡侧腕短伸肌腱，共有一个腱鞘。在第三腔室，为拇长伸肌腱及其独立的腱鞘。在第四腔室，为指伸肌腱和示指伸固有伸肌腱，共有一个腱鞘。在第五腔室，为小指伸肌腱及其腱鞘，第六腔室为尺侧腕伸肌腱及其腱鞘（图 2-24）。识别肌腱时，可从第一腔室（桡侧或尺侧）开始，或记住 Lister 结节为第二腔室和第三腔室的分界点。此外，从桡侧第一腔室到第四腔室，利用一个简单的口诀（长、短、长、短）会有助于你记忆这些肌腱。

手指屈肌腱通道（腔室）

从手掌中部向远侧，第二、第三和第四指的指深屈肌腱和指浅屈肌腱及其共同腱鞘开始在各自的通道中走行（图 2-11、图 2-12 和图 2-13）。在腕管近侧，拇指和小指的指屈肌腱腱鞘通常延伸至前臂。在近节指骨水平，指浅屈肌腱分为两部分，在这两部分之间，

图 2-24　伸肌腱腔室

ADM 小指外展肌，ECB 桡侧腕短伸肌腱，ECL 桡侧腕长伸肌腱，ECU 尺侧腕伸肌腱，ED 指伸肌腱，EDM 小指伸肌腱，EI 示指伸肌腱，EPB 拇短伸肌腱，EPL 拇长伸肌腱，II 第 2 掌骨，RFo 解剖学鼻咽窝（桡侧小凹）

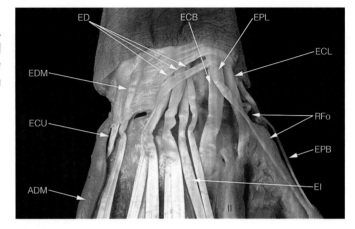

指深屈肌腱从深侧移至浅侧（肌腱交叉）。指浅屈肌腱止于中节指骨体部，指深屈肌腱止于远节指骨。

　　腱鞘外层为纤维性组织，而腱鞘内层组织则与关节滑膜类似，并产生滑膜液，在一定程度上有助于肌腱的平滑移动和通过腱系膜供给肌腱的营养（图 2-25）。腱鞘的两个部分也可以被称为脏层（邻近肌腱）和壁层（远离肌腱，其与脏层之间为一层滑液）。与关节腔或骨末端的透明软骨不同，肌腱也从位于肌腱背侧的纵行动脉获取血液供应，该动脉节段性地发出分支至肌腱内。位于腱鞘的一些小动脉也会供应肌腱血供。

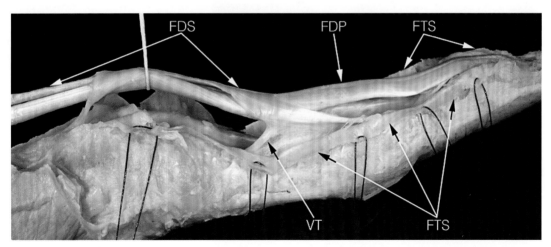

图 2-25　指屈肌腱交叉和止点

FDP 指深屈肌腱，FDS 指浅屈肌腱，FTS 肌腱纤维鞘，VT 腱组

（四）连接

显而易见，在微观结构层次上，所有的结构都与邻近的结构相连接。这里我们使用术语"连接"来特指一类特殊的软组织，其主要功能为连接（包绕）其他的结构。韧带的功能为连接骨质，此在前面的章节中已经介绍。

伸肌支持带

伸肌支持带的主要功能是在手腕和肌腱的运动过程中保持伸肌腱位于原位，并有助于肌腱在腕部伸直动作时的滑动。伸肌支持带附着于桡骨的外侧缘、三角骨和豌豆骨。

腱间连接

在第三指与第四指之间和第四指与第五指伸肌腱之间，于掌指关节的近侧可见腱间连接。这些连接可协调指伸肌腱的运动，并可避免指伸肌腱在掌指关节处向内侧移位或滑脱（图 2-26）。

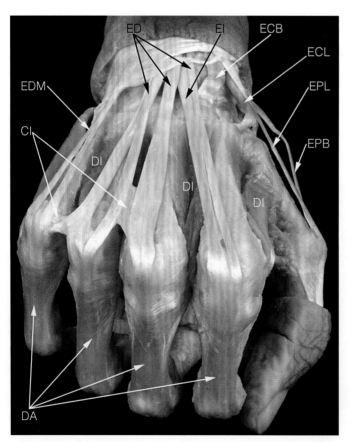

图 2-26　手背侧肌腱结构
CI 腱间连接，DA 指背腱膜，DI 骨间背侧肌，ECB 桡侧腕短伸肌腱，ECL 桡侧腕长伸肌腱，ED 指伸肌腱，EDM 小指伸肌腱，EI 示指伸肌腱，EPB 拇短伸肌腱，EPL 拇长伸肌腱

伸肌腱帽

伸肌腱帽，也称指背腱膜，自近节指骨底部背侧一直延伸至远节指骨背侧，覆盖背侧面，可传递蚓状肌、骨间肌、指伸肌肌腱和示指伸指腱的拉力，从而有助于近侧指间关节和远侧指间关节的伸直活动。伸肌腱帽的中央束主要作用于近侧指间关节，而侧束主要作用于远侧指间关节（图 2-27）。

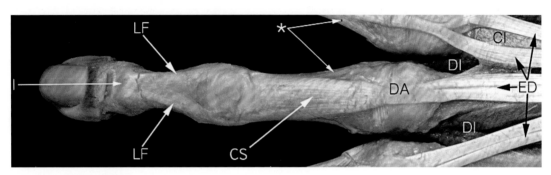

图 2-27　中指伸肌腱帽

CI 腱间连接，DA 指背腱膜，DI 骨间背侧肌，ED 指伸肌腱，I 伸肌腱帽止点，LF 外侧纤维，MF 内侧纤维，* 骨间背侧肌腱止点

屈肌支持带

屈肌支持带构成了腕管的顶部，也为尺腕管的底部。位于腕部掌侧，屈肌支持带在尺侧附着在豌豆骨和钩骨钩上，桡侧则附着于舟骨结节与大多角骨。掌长肌、掌短肌位置表浅，位于屈肌支持带的上方。许多手部肌肉起自屈肌支持带（腕横韧带）（表 2-1、表 2-2）。

滑车

滑车为一种包绕指屈肌腱的袖套样纤维结构。环状滑车固定于掌骨的掌板（A1 滑车）或近侧指间关节的掌板（A3 滑车）。在这两个滑车之间，为 A2 滑车，位于近节指骨体部指屈肌腱的周围。A5 滑车位于远侧指间关节，A4 滑车位于 A3 和 A5 之间的中节指骨体部。在腱鞘的其他部分，可见交叉滑车（C1-3），呈交叉状结构，并位于环状滑车之间（图 2-28）。当手指屈曲，较硬的环状滑车相互靠近，而纤维鞘的较软部分则向外隆起。在手指活动时，环状滑车可防止指屈肌腱呈弓弦状绷出，而交叉滑车防止腱鞘塌陷或扩展。在拇指的 A1 和 A2 环状滑车之间还有一个斜行滑车。指屈肌腱鞘包裹着指浅屈肌腱和指深屈肌腱。

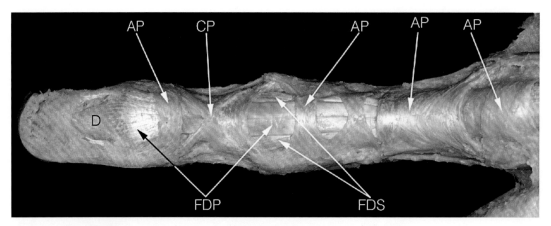

图 2-28　第三指滑车
AP 环状滑车，CP 交叉滑车，D 远节指骨，FDP 指深屈肌腱，FDS 指浅屈肌腱

（五）腔和关节囊

腕关节（远侧桡尺关节，桡腕关节，尺腕关节，腕骨间关节）

腕关节是相对不牢固、可动、不稳定的关节，具有强韧的韧带稳定系统。腕关节腔被关节囊包围，并由韧带加强。腕部由四个不同的关节组成：桡尺关节、桡腕关节、尺腕关节（关节盘位于尺骨茎突、月骨、三角骨之间）、腕骨间关节。这些关节常相互交通，除此之外，也可能与豆三角关节腔、总腕掌关节腔、第一腕掌关节腔及掌骨间关节腔相通。在桡尺关节，主要滑膜隐窝为囊状隐窝。尺腕关节有一个关节隐窝称为茎突前隐窝，该隐窝有时与豆三角关节及其隐窝相通。桡腕关节有一个掌侧关节隐窝和一个更为松弛的背侧关节隐窝，这些隐窝可能与 Poirier 间隙相通。Poirier 间隙为腕部中央的一个薄弱区域，位于腕管底部。在近侧列腕骨和远侧列腕骨之间，为界限清晰但几乎完全不动的腕骨间关节，其与腕掌关节相通。腕骨之间有强韧的骨间韧带、掌侧韧带和背侧韧带。腕掌关节也是几乎不动的关节。腕骨和掌骨底之间有强韧的掌侧和背侧韧带。腕骨间关节在头状骨上方有一个背侧隐窝。在临床上常使用一些术语，如舟骨三关节，是指位于舟骨、大多角骨和小多角骨之间的关节。这个关节也称为舟骨—大多角骨—小多角骨关节。

第一腕掌关节为活动度很大的鞍状关节，位于大多角骨和第一掌骨底部之间。此关节的关节囊较为松弛，且周围没有韧带加强，因此该关节活动度较大，有利于做抓物动作。

第二至第五掌指关节的活动范围较为受限。掌骨头呈球形，其两侧较平。掌指关节的关节囊较松弛，尤其是其背侧部分。背侧近侧隐窝、掌侧近侧隐窝、指骨底部隐窝为最重要的关节隐窝扩张部位（图 2-29）。指屈肌腱被韧带固定于掌板，以防止肌腱脱位。掌

图 2-29　第二掌指关节矢状面
II 第二掌骨头，P 近节指骨，R 关节隐窝，SI 示指籽骨

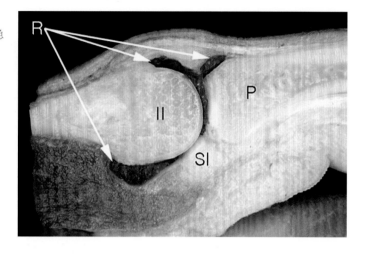

板为固定指屈肌腱腱鞘的纤维软骨板，每一个掌板通过强韧的韧带与相邻的掌板相连。这样可导致主动屈曲第三指时，第四指可被动屈曲。掌指关节可以轻度过伸、外展、内收，相邻的手指关节可以交叉。在掌指关节屈曲位时，由于侧副韧带绷紧，此时不能做外展和内收动作。指间关节为枢纽关节，只能做屈曲和伸直动作。指间关节的侧副韧带也很牢固。

参考文献

1. Boutry N, Lardé A, Demondion X, et al. Metacarpophalangeal joints-at US in asymptomatic volunteers and cadaveric specimens. Radiology, 2004, 232:716-724.

2. Roy J, Henry BM, PĘkala PA, et al. Median and ulnar nerve anastomoses in the upper limb: a meta-analysis. Muscle Nerve, 2016, 54:36-47.

第三章

影像解剖学：常规 X 线

Janos Gyebnar, Gyorgy Gulacsi, Gabriela M. Supp, Peter Vince Balint, and Peter Mandl

J. Gyebnar, MD

Radiology Department, National Institute of Rheumatology and Physiotherapy, Budapest, Hungary

G. Gulacsi, MD

Semmelweis University, Doctoral School of Clinical Medicine, Budapest, Hungary

G. M. Supp, MA · P. Mandl, MD, PhD

Division of Rheumatology, Department of Internal Medicine III, Medical University of Vienna, Vienna, Austria

e-mail: gabriela.supp@meduniwien.ac.at; peter.mandl@meduniwien.ac.at

P. V. Balint, MD, PhD, FRCP

3rd Rheumatology Department, National Institute of Rheumatology and Physiotherapy, Budapest, Hungary

©Springer International Publishing AG, part of Springer Nature 2018

P. V. Balint, P. Mandl (eds.), *Ultrasonography of the Hand in Rheumatology*,

https://doi.org/10.1007/978-3-319-74207-6_3

第一节　常规 X 线检查：骨骼系统影像诊断

如果我们用 X 线照射人体，并在人体背后放置 X 线探测器，我们可获得与身体不同组织位置相对应的投影图像。这些组织构成了人体，且对 X 线的吸收程度不同。与软骨或周围软组织相比，骨骼吸收 X 线的程度要高得多，因为它的钙含量较高。与周围透亮的组织相比，骨表现为高密度阴影[1]。两种类型的骨组织：致密或骨皮质与骨小梁或松质骨也具有不同的吸收特性，这有利于产生对比图像[2]。

骨骼的 X 线检查

骨皮质表现为均匀的高密度条带。在长骨，骨皮质在骨干处较厚，在干骺处较薄，而在骨骺只有一层薄的骨皮质覆盖。多孔状的松质骨结构复杂，由骨小梁的三维网络结构组成。骨被透 X 线的骨膜所覆盖，而骨膜与韧带、关节囊和透明软骨相似，在 X 线片上不显影。X 线上不显影的结构还包括覆盖骨骺的透明软骨，因此 X 线上所显示的关节间隙总是比它相应的解剖学关节间隙更宽。

在生理条件下，新骨的产生和旧骨的吸收同时发生在一系列复杂的代谢反应中。在人体的前四十年，骨形成占主导地位。之后，骨吸收逐渐成为主导，因此导致整体骨量下降。这一过程在很大程度上影响了松质骨，因为其总面积远大于皮质骨的面积。骨量的变化是一个相对缓慢的过程，除了创伤性病变之外，其在 X 线片上的改变只出现在疾病的晚期。通过 X 线检查，可对骨骼的形状、大小和轮廓以及关节间隙的宽度，以及一些病理变化如弥漫性或局灶性骨质丢失进行很好的评估[2]。

第二节　正常变异

放射学中最困难的事情之一就是确定一个正常表现[3]。有很多解剖变异都没有或仅有很小的病理意义。识别这些变异是非常重要的，因为它们不应该被误认为是患者的致病病因。根据患者的多个病理征象和病史资料有助于建立正确的诊断。因此，我们最重要的任务是识别变异及其在鉴别诊断过程中的价值。在评估病理改变时，常常需要进行对比 X 线检查。标准的 X 线检查常用来回答以下问题：

- 我们能识别出异常吗？
- 这个病程是急性还是慢性？
- 如果病变位于关节，它是单关节、少关节还是多关节病变？
- 是否累及两侧面或双侧肢体？
- 如果双侧肢体均受到累及，病变是否对称？
- 是否所有关节都受到累及或仅累及某些特定关节？

第三节　放射检查技术

在进行常规手部 X 线检查时，可以获得多个切面图像。在常规 X 线检查中，我们从一个三维的物体获得了一幅二维叠加图像。这导致轴向排列的结构在图像上相互重叠，从而妨碍了对其形态改变的恰当评估和诠释。准确评估通常需要多个切面图像，可从两个或更多的方向获得。通常情况下，对于长骨来说，两个垂直的图像就足够了。然而，对于较为复杂的骨结构，可能需要从几个方向获得一系列图像[4]。

第四节 常用切面图像

一、后前位片

后前位片为风湿病影像诊断学的标准视图。可以为单手图像或者双手对比图像（图3-1、图3-2）。只要切实可行，强烈建议分别采集每只手的图像，以确保精确度，特别是在随访检查方面。

体位： 患者将两只手或最好一只手放在检测器（暗盒）上，手掌朝下，肘部弯曲90°，中心线垂直于检测器，X线管放在检查床上方。放射源至接收器的距离为100 cm。当照射一只手时，光束中心线位于第三掌骨头。无须使用定位方格。

要求： 一只或两只手平放，无旋转，掌指关节和指间关节伸直。桡骨和尺骨远端平放，无旋转。第五指平放，无旋转，其特征为指骨对称性的略凹陷外观。第2至第5指的掌指关节和指间关节间隙打开。掌骨体的凹陷外观相同[5]。

二、Nørgaard（抓球）片

抓球片为双手的后斜位图像（图3-3、图3-4），它通常与后前位图像一起应用于风湿病的影像诊断。

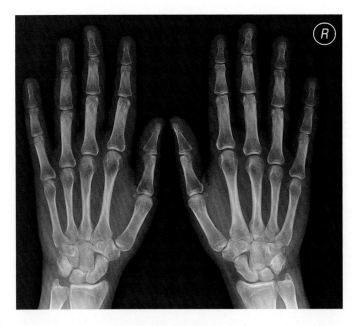

图 3-1 双手后前位 X 线片

图 3-2 左手后前位 X 线片

C 头状骨，D 近节指骨，DA 环指，DM 中指，DMM 小指，H 钩骨，In 示指，I～V 第 1～5 掌骨，L 月骨，M 中节指骨，P 近节指骨，Pi 豌豆骨，Po 拇指，Ra 桡骨，RSP 桡骨茎突，S 舟骨，Ta 大多角骨，To 小多角骨，Tr 三角骨，Ul 尺骨，USP 尺骨茎突

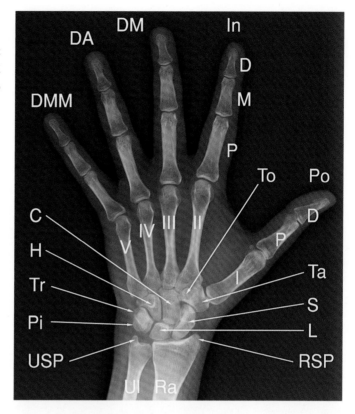

图 3-3 双手 Nørgaard X 线片

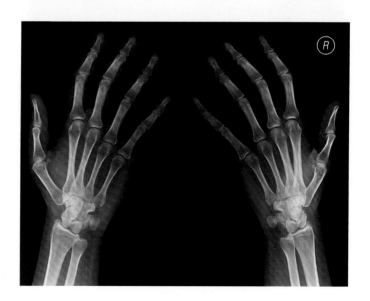

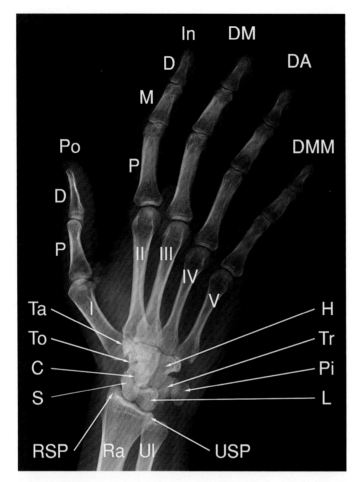

图 3-4　左手 Nørgaard X 线片
C 头状骨，H 钩骨，L 月骨，Pi 豌豆骨，S 舟骨，Tr 三角骨，Ta 大多角骨，To 小多角骨，Ra 桡骨，Ul 尺骨，USP 尺骨茎突，RSP 桡骨茎突，Po 拇指，In 示指，DM 中指，DA 环指，DMM 小指，I ~ V 第 1 ~ 5 掌骨，P 近节指骨，M 中节指骨，D 远节指骨

体位：双手的放置与后前位图像相似，但手部旋后 45°，内侧朝向患者。中心束垂直，X 线管位于检查床上方。光源至接收器的距离为 100 cm，光束以掌指关节为中心。无须使用定位方格。

要求：掌骨体中部或指骨底部不应重叠。手指呈等距离分开 [5]。

三、侧位片

这种影像通常是作为后前位片的补充片，以对叠加的结构进行更准确的评估（图 3-5）。此片常用于创伤学，但在风湿病中很少应用。

体位：整个上肢放置在与胶片平行的切面上，肘部屈曲 90°，手部外旋 90° 并放置在其外侧缘上，第二至第四指紧贴。手和前臂的长轴与暗盒长轴平行。拇指平行于探测器，光束方向垂直，X 线管放在检查床上方。焦距为 100 cm。在掌指关节水平，X 线管对准

图 3-5　手侧位 X 线片
C 头状骨，H 钩骨，I ~ Ⅴ 第 1 ~ 5 掌骨，L 月骨，Pi 豌豆骨，Ra 桡骨，S 舟骨，Ta 大多角骨，Tr 三角骨，Ul 尺骨，USP 尺骨茎突

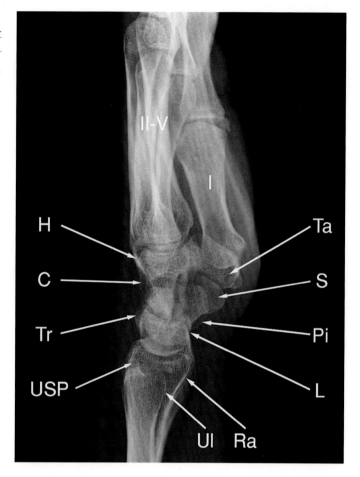

探测器的中心区域。无须使用定位方格。

　　要求：掌骨和腕骨以及桡骨和尺骨的远端重叠[5]。

四、斜后前位片

　　此片，也称为 zither-player 投影，亦为后前位片的附加片。可以从另一方向观察腕骨和掌骨、指骨和桡尺远侧关节，但与侧位片比较，其图像叠加较少（图 3-6）。

　　体位：患者将手放在探测器上，手部旋转 45°，第五指外侧缘应与探测器接触，手指朝向探测器，手指应展开以避免重叠。中心线垂直，X 线管放在检查台上。光源至探测器摄影距离为 100 cm，光束中心为第五掌指关节水平。无须使用定位方格。

　　要求：第三至第五掌骨体中部或第二和第三掌骨头不应重叠。第三至第五掌骨头略有重叠[5]。

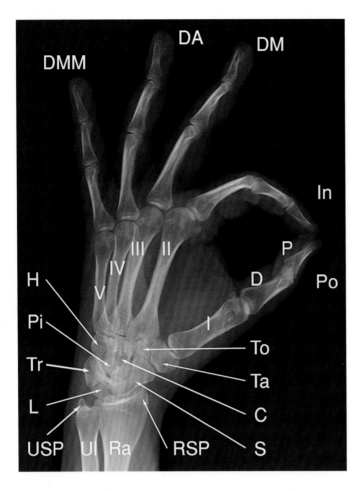

图 3-6　斜后前位 X 线片
C 头状骨，D 远节指骨，DA 环指，DM 中指，DMM 小指，H 钩骨，In 示指，I ~ V 第 1 ~ 5 掌骨，L 月骨，M 中节指骨，P 近节指骨，Pi 豌豆骨，Po 拇指，Ra 桡骨，RSP 桡骨茎突，S 舟骨，Ta 大多角骨，To 小多角骨，Tr 三角骨，Ul 尺骨，USP 尺骨茎突

五、腕管 X 线片

在此片上可以对腕管的骨性管壁和形状进行评估，也可以评估腕管与其他结构的关系和任何形态差异。此方位片很少应用，仅少数情况下有检查指征。

体位：暗盒位置放在检查桌面边缘，手掌压在暗盒上，腕关节背屈约 135°，手指在桌子下弯曲以协助固定。垂直中心线位于内侧的豌豆骨、钩骨钩与外侧的舟骨结节与大多角骨嵴之间。

要求：腕骨必须形成一个弧形或管状。豌豆骨没有或仅有微小重叠。钩骨钩、舟骨结节、大多角骨应形成手掌面。大多角骨、头状骨、三角骨应较易识别（图 3-7）[5]。

图 3-7　腕管 X 线片

C 头状骨，H 钩骨，I ~ V 第 1 ~ 5 掌骨，P 近节指骨，Pi 豌豆骨，RS 拇指桡侧籽骨，S 舟骨，Ta 大多角骨，Tr 三角骨，US 拇指尺侧籽骨

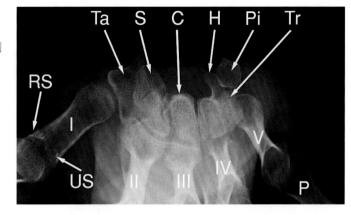

六、手指或腕部双切面 X 线片

在风湿病的诊断成像中，很少使用腕部的双切面 X 线。构成腕部的骨骼通常在手部片上进行评估。手指双切面 X 线也很少用于类似的原因。手指或腕部的特殊区域 X 线检查，其方法与手部 X 线检查方法类似，可适当调整体位以检查重点区域（图 3-8）。

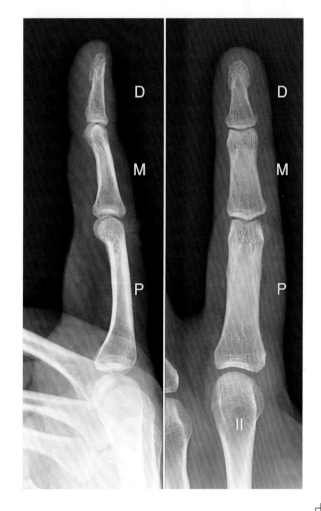

图 3-8　第二指双切面 X 线片

II 第 2 掌骨，D 远节指骨，M 中节指骨，P 远节指骨

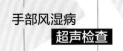

第五节　风湿病 X 线检查

图 3-9 ～图 3-14 显示常见风湿性疾病的特征性影像学表现。

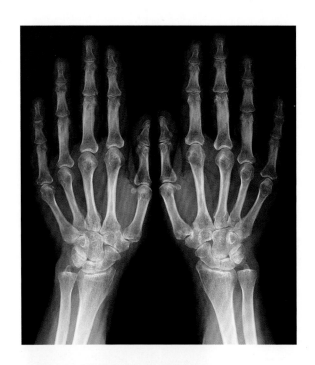

图 3-9　早期类风湿性关节炎
左手第三指中节指骨底骨侵蚀及右手第二至第四指近节指骨头骨侵蚀

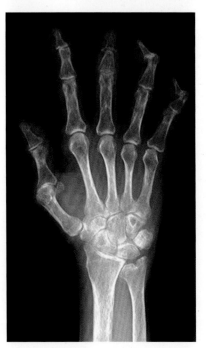

图 3-10　银屑病性关节炎
尺骨头、舟骨和钩骨的骨侵蚀；第三指远侧指间关节笔套样畸形；第三指近侧指间关节间隙变窄；第二、第四、第五指远侧指间关节半脱位；第四指近侧指间关节骨膜新生骨形成

图 3-11　手的骨关节炎
分别位于双手第一至第五指近侧与远侧
指间关节的 Bouchard 结节和 Heberden
结节

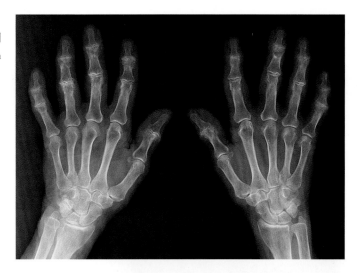

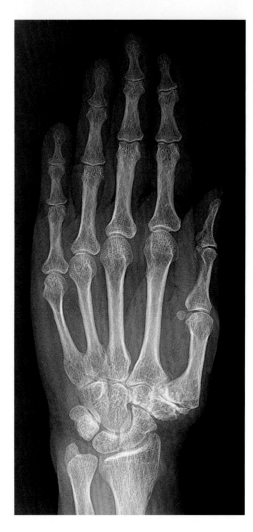

图 3-12　第一腕掌关节骨性关节炎

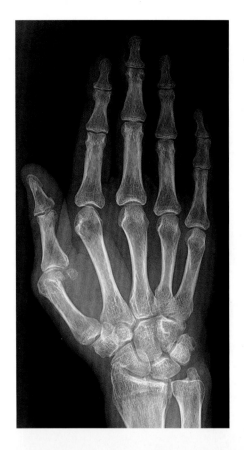

图 3-13 慢性痛风
第三指远侧指间关节的穿凿样骨侵蚀

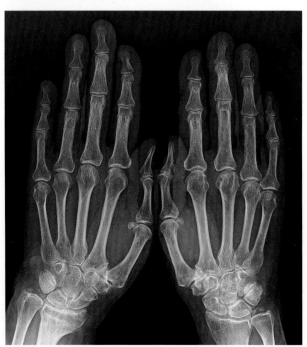

图 3-14 焦磷酸钙沉积病中的软骨钙
　　　　质沉着
于双侧三角纤维软骨复合体及右侧第
2、第 3 掌指关节可见钙盐沉积

第六节　与超声比较，常规 X 线的优点和缺点

与超声检查不同，常规 X 线检查可评估整个骨骼系统，包括骨皮质、关节表面，以及骨骼的内部结构。而当骨的表面或多或少平行于探头时，超声才可以显示骨的表面形态。骨与软组织之间巨大的声阻抗差导致超声波几乎完全从软组织 – 骨界面反射回来，从而妨碍了超声对骨内部结构的评估。此外，超声仅能提供局部较为详尽的信息，其在全面评估上应用受限[6]。

常规 X 线最重要的缺点是暴露于辐射。尽管这种辐射对四肢成像来说能量较低，但是必须遵循 ALARA 原则，即满足诊断需求的最低辐射剂量，且只有在有检查指征时才进行 X 线检查[7]。X 线片的数量应该控制在满足诊断需求的最小值内。

其他缺点包括评估和鉴别软组织结构有限。仅仅当增加相应结构的透照宽度时，才可以评估软组织病变。以软组织为靶目标的 X 线检查仅用于对金属异物的定位。与之形成鲜明对比的是，超声在描述包括肌腱、韧带、血管、神经、末端区和肌肉在内的软组织结构异常方面具有很高的诊断性能[6]。

第七节　手部 X 线与超声解剖学比较

比较影像学能够将超声图像与先前获得的 CT、MRI 或 PET/CT 数据集相互比较。类似于其他已经存在的融合成像技术[8]，这种方法结合了不同影像技术的最佳优点，即详细的骨骼结构影像学资料和超声成像对软组织变化的高分辨显示能力（图 3-15 ～图 3-29）[6,9,10]。

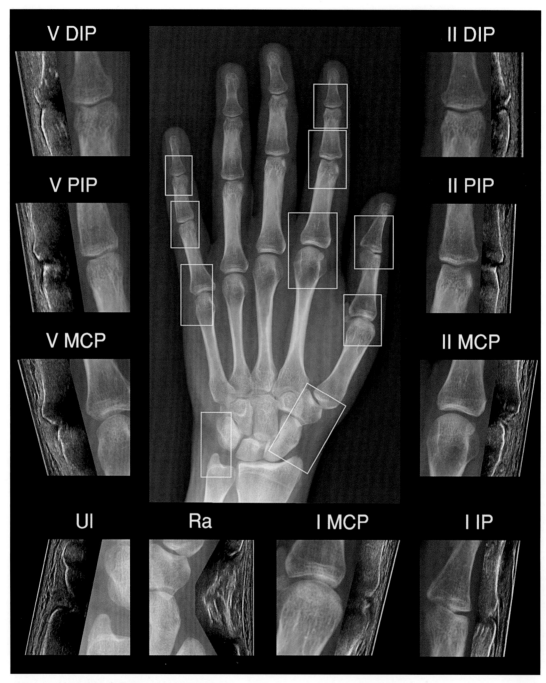

图 3-15 超声图像及常规 X 线片解剖比较
I ~ V 第 1 ~ 5 指，DIP 远侧指间关节，MCP 掌指关节，IP 指间关节，PIP 近侧指间关节，Ra 桡侧，UI 尺侧

图 3-16　第五指远侧指间关节
M 中节指骨，D 远节指骨

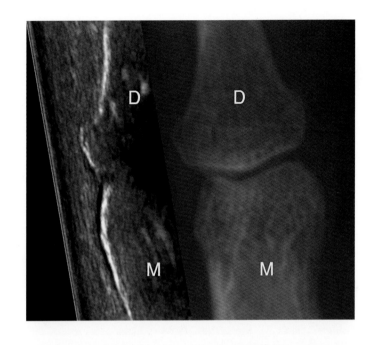

图 3-17　第二指远侧指间关节
M 中节指骨，D 远节指骨

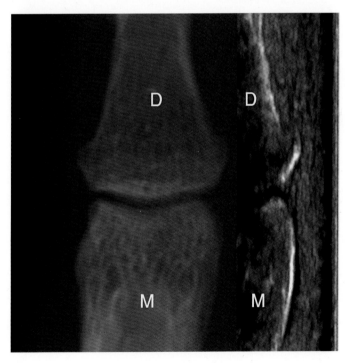

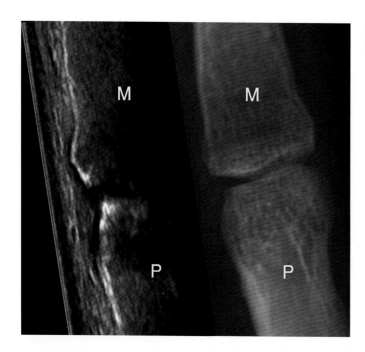

图 3-18　第五指近侧指间关节
P 近节指骨，M 中节指骨

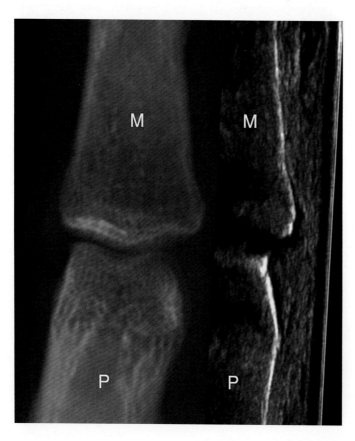

图 3-19　第二指近侧指间关节
P 近节指骨，M 中节指骨

图 3-20 第五掌指关节
V 第五掌骨，P 近节指骨

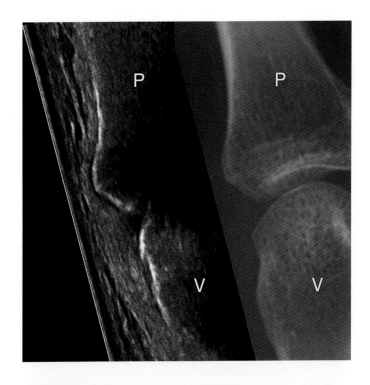

图 3-21 第二掌指关节
II 第二掌骨，SI 示指籽骨，P 近节指骨

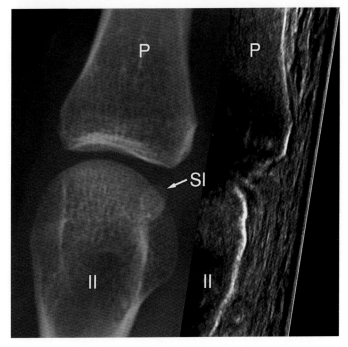

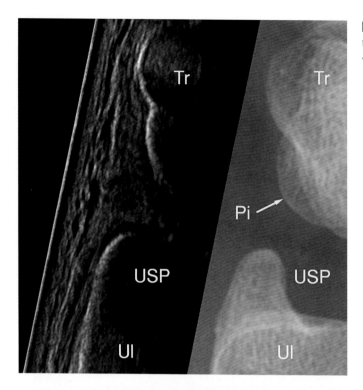

图 3-22 尺骨茎突
Ul 尺骨，USP 尺骨茎突，Pi 豌豆骨，
Tr 三角骨

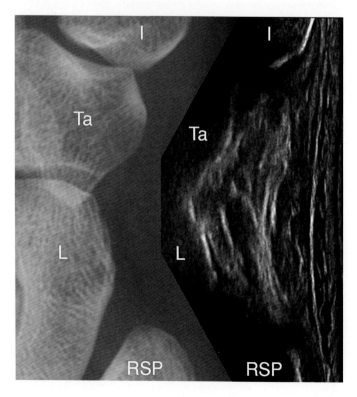

图 3-23 桡骨茎突
RSP 桡骨茎突，L 月骨，Ta 大多角骨，
I 第一掌骨

图 3-24　第一掌指关节

I 第一掌骨，US 拇指尺侧籽骨，P 近节
指骨

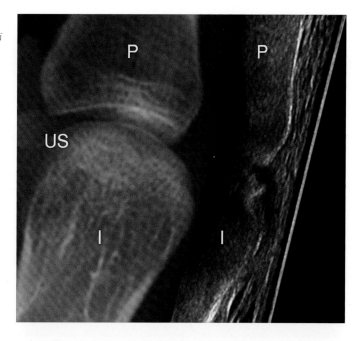

图 3-25　第一指指间关节

P 近节指骨，D 远节指骨

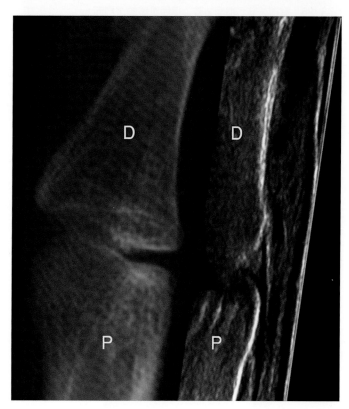

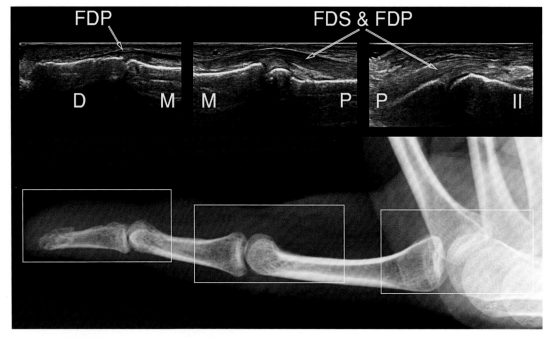

图 3-26　掌指关节、指间关节，指屈肌腱的掌侧面
II 第二掌骨，P 近节指骨，M 中节指骨，D 远节指骨，FDP 指深屈肌腱，FDS 指浅屈肌腱

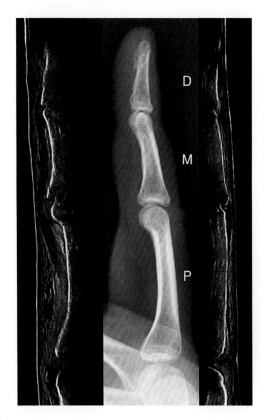

图 3-27　示指掌侧和背侧超声成像与 X 线图比较
P 近节指骨，M 中节指骨，D 远节指骨

图 3-28　腕管解剖的超声图像和 X 线
　　　　图像

C 头状骨，Pi 豌豆骨，S 舟状骨，Tr 三
角骨，Ta 大多角骨，FR 屈肌支持带，
FDS 指浅屈肌腱，M 正中神经，AU 尺
动脉

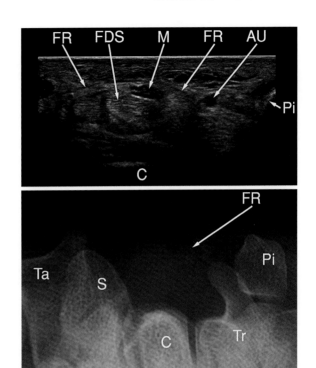

图 3-29　示指籽骨的超声图像和 X 线
　　　　图像

II 第二掌骨，P 近节指骨，SI 示指籽骨

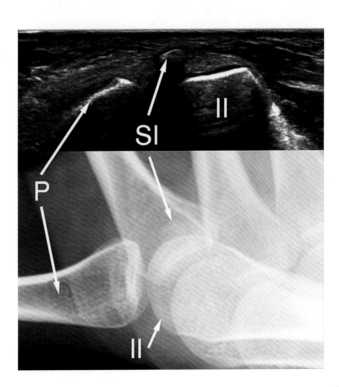

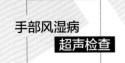

参考文献

1. Isenberg DA, Renton P, editors. Imaging in rheumatology. 1st ed. Oxford: Oxford University Press; 2003.

2. McKinnis LN, editor. Fundamentals of musculoskeletal imaging. 3rd ed. Philadelphia: F. A. Davis Company; 2010.

3. Freyschmidt J, Brossmann J, Wiens J, Sternberg A. Koehler/Zimmer borderlands of normal and early pathological findings in skeletal radiography. 5th ed. Stuttgart: Thieme;2002.

4. Pope TL, Bloem HL, Beltran J, Morrison WB, Wilson DJ. Musculoskeletal imaging. 2nd ed. Philadelphia: Elsevier Health Sciences; 2014.

5. Whitley AS, Jefferson G, Holmes K, Sloane C, Anderson C, Hoadley G. Clark's positioning in radiography. 12th ed. London: Hodder Arnold Publication; 2005.

6. Martino F, Silvestri E, Grassi W, Garlaschi G, editors. Musculoskeletal sonography: technique, anatomy, semeiotics and pathological findings in rheumatic diseases. Mailand: Springer; 2007.

7. Uffmann M, Schaefer-Prokop C. Digital radiography: the balance between image quality and required radiation dose. Eur J Radiol. 2009;72:202-208.

8. Röntgen WC. Über eine neue Art von Strahlen. Sitzungsberichte der Physikalisch-medizinischen Gesellschaft zu Würzburg 1895;9:132-141.

9. O'Neill J, editor. Musculoskeletal ultrasound: anatomy and technique. New York: Springer; 2008.

10. Manaster BJ, editor. Diagnostic and surgical imaging anatomy: musculoskeletal. Philadelphia: Lippincott Williams & Wilkins; 2006.

第四章

影像解剖学：MRI、CT、PET 和其他新型成像技术

Franz Kainberger, Lena Hirtler, Hannes Platzgummer, Florian Huber, Janina Patsch, and Claudia Weidekamm

F. Kainberger, MD · H. Platzgummer, MD · F. Huber, MD · J. Patsch, MD, PhD.
C. Weidekamm, MD, MBA
Division of Neuro- and Musculoskeletal Radiology, Department of Biomedical Imaging and Image-Guided Therapy, Medical University of Vienna, Vienna, Austria
e-mail: franz.kainberger@meduniwien.ac.at
L. Hirtler, MA, MD, PhD
Division of Anatomy, Center for Anatomy and Cell Biology, Medical University of Vienna, Vienna, Austria

©Springer International Publishing AG, part of Springer Nature 2018
P. V. Balint, P. Mandl (eds.), *Ultrasonography of the Hand in Rheumatology*,
https://doi.org/10.1007/978-3-319-74207-6_4

影像解剖学与报告工作流程中的研究设计、图像解读分析模式密切相关。最近的研究显示，多数情况下，具有清晰解剖结构的报告要比叙述性报告产生更多更好的效果 [1]。最近的发展趋势是以临床指征为前提的影像成像流程、标准化的用于定量评估生物标记物的研究手段和多媒体报告。为了表达关节炎中复杂的诊断信息，已经尝试用图形来显示病变的解剖分布、类型及严重程度 [2]。

在磁共振成像（megnetic resonance imaging，MRI）上，滑膜炎和骨侵蚀等病理性病变在多大程度上能与正常解剖结构或退行性病变相鉴别仍在讨论中。研究显示，类风湿性关节炎 MRI 评分系统（rheumatoid arthritis MRI scoring system，RAMRIS）具有较高的有效性和临床实用性 [3]。另外，如何判断某些解剖结构或影像学表现为正常或异常仍是一个悬而未决的问题。研究显示，21% ~ 69% 病例的滑膜炎可表现为滑膜增厚或注入造影剂后增强 [4-7]。

对于骨侵蚀或骨侵蚀样的解剖变异，可见于 2% ～ 47% 的正常人群 [5,8-11]。

第一节　包含影像解剖学的诊断流程

　　根据检查指征来确定工作流程为目前的医学观念，其目的是通过将病变的解剖学检查范围控制到最低范围以减少对患者的辐射暴露 [12]。根据专业医生的建议来确定需要检查的解剖区域，从而有利于优化工作流程并产生最佳的结果。手部关节炎行 MRI 检查时，应进行双手检查（图 4-1）[13]。检查区域可以为整个手、腕部（有时加上掌骨）和拇指或多个手指的精细成像。在疑似类风湿性关节炎（rheumatoid arthritis，RA）者，从远侧前臂到近侧指间关节（proximal interphalangeal，PIP）的检查区域已经足够，因为远侧指间关节很少被累及。对于计算机断层扫描（computed tomography，CT），根据检查指征，可以检查一只或两只手。

　　在磁共振成像中，图像方向遵循三个主要解剖平面。评估腕部图像质量的解剖学标志是透明软骨和三角纤维软骨复合体（triangular fibrocartilage complex，TFCC），通过观察这两个结构的成像效果，可以评估图像的空间分辨率 [14]。在掌指关节和指间关节，通过掌骨头和指骨末端的成像可以用来评估与切面厚度有关的空间分辨率。在 CT 成像中，骨小梁结构是一种有用的解剖标志结构。

　　对于影像报告，有一个普遍的共识，就是必须按解剖结构进行描述。描述解剖结构的顺序可以不同，可以"从内向外"，如从骨头开始，最后到皮下软组织结束，或者"从外

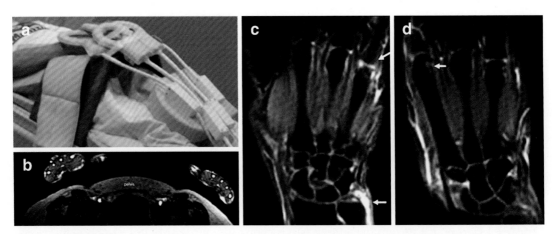

图 4-1　磁共振成像

（a）类风湿性关节炎患者仰卧位双手成像。（b ～ d）尽管手的位置偏离中心和磁场 B0 的潜在失真，1.0T 的图像质量足以用于临床需要。（c）右侧尺侧腕伸肌腱腱鞘炎所致的尺骨周围炎症和第二掌指关节腔积液（箭），（d）第二掌指关节骨侵蚀病变（箭）

向内"。关于如何构建一个基于解剖学的影像报告，除了基于对疾病解剖学起源和传播路径的了解外，还基于研究者的个人经验、影像征象的临床意义以及近来提出的有效诊断推理原则。

通过总结这些方面，可以得到一个影像分析列表，该列表从结构排列开始，以便对软组织、肌腱、韧带和骨骼的排列有一个总的了解。对于关节炎，较为合理的是首先观察结构有无错位，因为已有研究阐述了骨侵蚀病变的分布依赖于解剖学和生物力学因素，其典型的位置是沿着腕部受力轴和桡侧副韧带旁的掌指关节 [10, 11]。这种分析放射图像的方法也被称为目标区域方法 [15]。用类似的方式也可以分析横断面图像，重点关注炎症的宏观和微观解剖分布。

第二节　调查研究：X 线、γ 线、磁场在解剖结构方面的相互关系

影像学的高分辨率和专门的后处理技术为了解关节炎的模式提供了新的视角，也为实现"虚拟活检"提供了可能 [16]。在 CT 和投射 X 线检查中，X 线被人体组织吸收，此过程称为衰减。相关的临床参数包括放射强度（在 CT 中以 Hounsfield 为单位表达）以及组织厚度。软骨、尿酸、液体和脂肪组织具有特征性的 Hounsfield 值。

利用双源 CT 和专用的后处理软件，可以定量评估尿酸单钠和骨髓水肿病变。对尿酸单钠在胶原纤维内部或其周围的沉积，有可能做到精确的解剖学定位。然而，某些解剖结构在后处理之后可能显示类似的颜色编码，因为所计算的值对于某一特定组织不是特异的。因此，含高浓度角蛋白的皮肤和指甲、不恰当的信－噪比或金属伪影可能会显示相同的编码。骨髓水肿病变可以通过"虚拟除钙技术"即从松质骨中消除钙来进行定位和定量 [17]。

高分辨率外周定量计算机断层扫描（high-resolution peripheral quantitative computed tomography，HRpqCT）是一种分析桡骨远端、腕部和胫骨远端骨质结构的技术。通过这些系统，可以在桡骨远端、腕或胫骨上获得 1cm 厚的平行 CT 切片。通过自动阈值分割，可以对总体骨、骨小梁、皮质骨进行在体的分割和定量，从而实现对骨解剖结构的无创分析。在空间分辨率为 $50 \sim 82 \mu m$ 时，可以显示关节炎时的骨侵蚀和其他类型骨病变。与双能 X 线吸光测定法等二维方法不同，它可以评估横断面骨的几何形状和整体骨矿物质骨密度。骨矿物质骨密度可分为骨总矿物质密度和骨小梁矿物质密度（单位：羟基磷灰石 mg/cm^3），并与骨皮质厚度和其他骨几何参数相关 [18, 19]。典型的微体系结构参数包括皮质厚度（CTh，μm），小梁数量（TbN，mm^{-1}）、厚度（TbTh，μm）和小梁间距（TbSp，μm）和小梁间距的分布（TbSpSD，μm）。这些参数反映了小梁网状结构的非均匀性 [20]。为了检测骨侵蚀病变，高分辨率外周定量计算机断层扫描提供了了解软骨下、止点

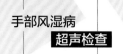

下和腱下薄层结构和正常解剖位置的新视角[21]。

在磁共振成像中，磁场与人体组织的相互作用主要取决于水质子的化学结合。正常解剖学上的骨皮质呈黑色，因为水质子被共价结合牢固地固定在一起，只能检测出非常低的信号。如果结合较为松散，就像脂肪一样，检测出的信号除了脂肪抑制技术成像外，在所有其他的序列上都是亮的。用 3T 和 7T 成像可以显著提高空间分辨率。对于动态增强磁共振成像和 MR 灌注成像，后处理可能有助于对造影剂的灌注进行量化，从而计算出滑膜局部炎症的严重程度[22]。然而，对感兴趣区域的定位精确度较低，也较难实现标准化。

利用正电子发射断层扫描（PET）/CT、PET/MR 的联合成像、分子成像技术和专门的临床前期研究单位，可以准确定位正常和异常的葡萄糖代谢以及其他形式的示踪剂积聚[23]。PET 可以显示生物靶目标，从而可以检测分子和细胞水平的炎症反应。目前正在研究多种 PET 示踪剂在 RA 成像中的应用价值：这些示踪剂可以为细胞增殖的标记物，或以巨噬细胞、B 细胞或内皮细胞为靶目标；也可以为骨标记物[24]。巨噬细胞靶向 PET 示踪剂，如 11C-（R）-PK11195［1-（2- 氯苯基）-N- 甲基 -N-（1- 甲基丙基）-3- 异喹啉甲酰胺］，已用于显示巨噬细胞活性，特别是在 RA 的临床静止期[25]。某些正常解剖结构或良性病变可能会显示示踪剂摄取增加，从而类似恶性疾病。就手部而言，这样的诊断误区可能发生于含组织细胞、巨细胞的病变或其他良性骨病变，特别是非骨化性纤维瘤（或皮质硬纤维瘤）、纤维发育不良或纤维黄瘤、肉芽肿性炎症（包括肉状瘤病）和许多其他伴有巨噬细胞和白细胞活性增加的炎性病变[26]。

第三节 影像解读：当今影像解剖学观念

多年来，解剖学概念得到了不断的发展，有助于了解为什么滑膜炎和关节破坏会发生在某些特定解剖区域，并沿着预设的路线发展。传统的术语如裸区、表面粗糙、囊肿、隐窝等已被用来描述这些疾病的发展模式。由于很多定义的范围常常较为广泛，因此需要用 CT 和 MR 以及生物力学和免疫学概念来定义更精确的解剖学术语。关于炎症，图像解读应分析总体的结构排列、肿胀模式，如滑膜炎和末端炎、软骨缺失（放射片上显示关节间隙变窄）以及关节下骨的变化。尤其对于易发生退行性关节疾病且临床疑为关节痛的老年患者，应合理使用解剖术语和诊断模式，以有助于鉴别正常结构与真正的错位、滑膜炎、关节间隙宽度变化和骨侵蚀病变。

第四节　结构排列：解剖腔室和复合体的动力链

腕关节和指关节半脱位导致的结构错位为关节炎进展的一个标志，此征象不仅可以见于 RA 和其他风湿性疾病的晚期，也可以出现在上述疾病的早期。任何破坏过程所累及的典型解剖部位都可以被看作"动力链"中的薄弱环节。此观念被用于理解关节腔室或解剖复合体，特别是肌腱和韧带，作为一个链内的连接结构，其中较弱的部分较易遭受破坏继而减弱握力功能 [27]。一些较易遭受炎症、退变或创伤破坏的解剖结构被称为"易损区" [28]。类风湿关节炎的炎症"热点"位于腕部的尺腕关节腔室、月骨周围和掌指关节内，这些病变会导致手部横弓发生尺侧偏移继而变平。在焦磷酸钙沉积病，病变"热点"为舟月间隙、舟—大多角—小多角腔室和桡侧的掌指关节。骨性关节炎（osteoarthritis，OA）主要影响第一腕掌关节（或腔室）和邻近的肌腱以及指间关节。

梅奥腕骨不稳分类系统最新定义了腕部错位的系统分类方法，此分类系统采用了生物力学方法，已取代了早期的分类系统 [29,30]。这个分类的关键解剖概念基于三个原理：第一，有两排由强韧的骨间韧带所稳定的腕骨：近侧为手舟骨、月骨和三角骨，由内在舟月韧带（scapholunate ligament，SL）和月三角韧带所稳定，远侧为远排腕骨。韧带断裂引起这两个链状的排列分离（腕关节分离性不稳，carpal instability dissociative，CID）。在焦磷酸钙沉积病中发生的舟月关节不稳定为 CID 的一种形式。第二，桡腕腔室和腕骨间腔室为腕部正常运动的部位，可发生另外一种不同类型的不稳定（腕关节非分离性不稳，carpal instability non-dissociative, CIND）。月骨的尺侧半脱位（尺侧偏移），可发生于 RA、焦磷酸钙沉积病或其他严重类型的滑膜炎、外伤后或伴有马德隆畸形，被认为是亚型（CIND-trans）。第三，为复杂腕关节不稳定的组合或潜在疾病的适应形式，如同晚期腕关节炎所见的情况（腕部不稳定性综合征和自适应腕骨）。

关节炎时，可导致关节不稳定的重要动力链包括滑膜间隙和复合体，如紧密相连的韧带、肌腱和骨骼。已经认识到有许多解剖变异，并用了不同的命名法对这些结构进行命名。这些结构通过用高分辨率的磁共振和超声可直接显示，尤其是当其周围有积液或炎性血管翳包绕时 [31]。对于关节炎的诊断，以下解剖链具有临床意义：

● 在尺腕腔室（远侧桡尺关节），为桡腕腔室的尺侧隐窝、尺侧腕伸肌腱与三角纤维软骨复合体（triangular fibrocartilage complex，TFCC）。

● 在桡腕腔室，为背侧桡腕"V"形韧带复合体和 SL 韧带复合体。

● 在腕骨间腔室，为背部和掌侧"V"形韧带复合体的远段部分。

● 在腕管桡侧部分，有一个新被认识的解剖结构，即舟骨—大多角骨管道复合体（scapho-trapezio-tunnel complex，STTC），邻近第 1 腕掌关节和舟骨—大多角骨—小多角骨关节或称为舟骨三关节。

●在掌指关节和指间关节，为关节囊韧带复合体。

其他腕部腔室可由于劳损或退变而发生炎症病变，一般不会见于类风湿或相关性疾病。这些腔室为第一至第五指伸肌腱，腕管的中央部分，腕尺管，豌豆骨－三角骨腔室，远侧桡尺关节和第二至第五腕掌关节与微动的掌骨间关节。

一、腕部尺腕腔室（桡尺远侧关节）

尺腕腔室的近侧边界为尺骨茎突和关节囊。近侧边缘为三角纤维软骨复合体。其尺侧边界由尺侧副韧带和尺侧腕伸肌腱构成。尺侧腕伸肌腱位于腕背侧第 6 即最尺侧腔室的伸肌腱腱鞘内，并位于由尺骨远端一个较浅骨沟所形成的骨纤维管道内。关节炎时可累及该腱鞘的内部及其周围，导致特征性的腕尺侧肿胀。

三角纤维软骨复合体尺侧固定于尺侧腕伸肌腱和腕尺侧副韧带上（图 4-2）。另外，它通过尺三角韧带、掌侧桡尺远侧韧带和其他一些小韧带固定于尺骨和相邻的骨上 [32]。这些结构形成三角纤维复合体，也被称为尺腕关节复合体，其中心部为疏松结缔组织和滑膜皱襞、半月板类似物 [33]。这是尺三角关节一个小的残余结构，仍可见于其他数类灵长类动物，且特别容易发生炎症 [34]。

半月板类似物的炎症为 RA 典型表现，可能与尺骨茎突的骨侵蚀有关。如果对三角纤维复合体进行解剖，会发现很难分开三角纤维复合体内部呈紧密连接的这些结构，所以，关节炎时，炎症可能会累及整个复合体，继而可发生支持韧带破坏和月骨尺侧半脱位。三角纤维复合体在旋前和旋后动作中起到了稳定腕关节的重要作用。

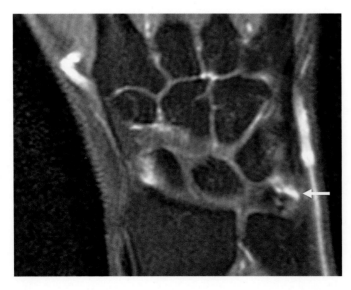

图 4-2 类风湿关节炎磁共振成像显示三角纤维软骨复合体和腕关节腔室（箭）

二、桡腕和腕骨间腔室

腕骨的稳定性由两个复合体来维持，SL 韧带复合体和 V 形掌骨和腕骨韧带复合体。

舟月韧带复合体包括舟月韧带、掌侧尺舟头韧带、背侧腕骨间韧带及其周围的其他较小支撑结构[35]。因此，舟月关节不稳为内在舟月韧带和外在舟月复合体功能不全所致[36,37]。舟月韧带功能不全可导致舟骨和月骨之间距离增加，常大于 3 ~ 4mm，为在生物力学上起重要作用的背侧舟月韧带断裂所致。然而，舟骨—月骨分离并不总是提示关节不稳。它可能为韧带拉长所致，也可能见于关节松弛者，后者常见于双侧（图 4-3）。焦磷酸钙关节病中，焦磷酸钙晶体主要沉积在三角纤维软骨复合体内，三角纤维软骨复合体的背部和掌侧部分为真正的韧带，其中心部分为纤维软骨。焦磷酸钙关节病可导致非创伤性撕裂，严重者可导致舟骨月骨进行性塌陷。

总的来说，这些腔室的外部韧带包括两个掌侧和一个背侧"V"形韧带。它们的近侧分支，特别是背侧桡—月—三角韧带，具有稳定月骨以防止其沿桡骨关节面向尺侧偏移的作用，而桡骨关节面类似一斜坡，使月骨易向尺侧滑移（图 4-4）[38]。（近侧掌侧和背侧"V"形韧带分支，连同它们周围的结构，被称为"弹弓韧带"，用此名称来表示它们具有防止月骨和舟骨滑脱的保护作用）。背侧"V"形韧带的远侧分支为强韧的背侧腕骨间韧带（DIC韧带）（也被称为腕背侧弓形韧带或 Fick's 弓形韧带），该韧带覆盖疏松的滑膜组织（图4-4）。金字塔形的三角骨是"V"形韧带的中央附着结构。在此处，强韧"V"形韧带的

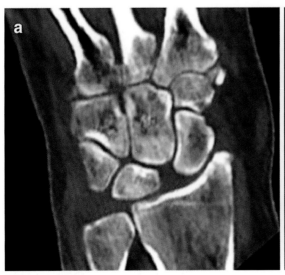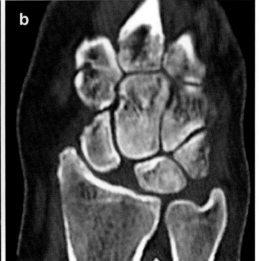

图 4-3　疑似痛风患者的双手 CT 图像
双侧舟月骨间隙增宽为正常变异

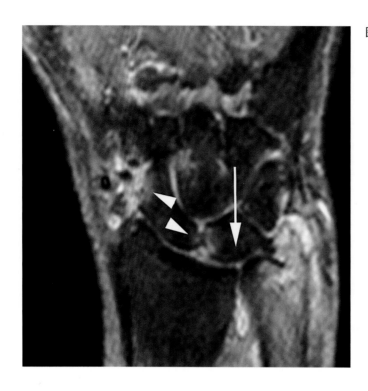

图 4-4 类风湿关节炎伴积液患者的磁共振成像显示背侧 "V" 形韧带：其近侧分支（箭）由桡月韧带和桡月三角韧带组成。远侧分支（箭头）为背侧腕骨间韧带

两个组成部分于止点处形成正常的骨沟（假性骨侵蚀）：尺三角韧带的尺侧近端和 DIC 韧带的背侧。在焦磷酸钙沉积病，由于晶体易沉积在胶原纤维内，因此这些韧带内可能发现晶体沉积。

较小的掌侧桡舟月韧带（Testut's 韧带）内含血管和神经末梢。该韧带在桡骨远端的起点处可能为 RA 的炎性病灶中心，可出现囊性破坏（Mannerfeldt's 隐窝）[39]。

三、桡侧腕管、舟骨—大多角骨—小多角骨三关节和第一腕掌关节

腕管（也称为桡侧 "滑囊" 和尺侧 "滑囊"）由两部分组成，被一纤维隔不完全分开。桡侧滑囊由 STTC 和腕管的中央部分组成，包括拇长屈肌腱和正中神经。STTC 为一个复杂的由骨质和韧带构成的兜帽，覆盖自舟骨腰部掌侧面经过的拇长屈肌腱和桡侧腕屈肌腱及其腱鞘[40]，其作用为稳定舟骨—大多角骨—小多角骨关节和第一腕掌关节。兜帽的外侧由腕桡侧副韧带和舟骨结节构成（在 X 线片上，舟骨结节投影在掌屈位的舟骨上，呈 "戒指" 征）。兜帽的纤维部分包括桡舟头韧带、桡月长韧带和其他腕骨间韧带。再向远侧，肌腱经过或止于大多角骨，其外侧为舟骨结节。桡舟头韧带是远侧掌 "V" 形韧带和舟月韧带复合体的一部分，为舟骨旋转时的稳定结构[41]。

舟骨—大多角骨—小多角骨关节还被内在的舟骨—大多角骨—小多角骨韧带所稳定。关节和韧带是骨性关节炎和焦磷酸钙沉积病的好发部位。第一腕掌关节由 STTC 和许多小的关节囊韧带所稳定，使拇指可以进行大范围的活动，并防止骨性关节炎所致的半脱位。其中重要的有前斜腕掌韧带的深支和浅支，以及背桡侧腕掌韧带[32]。利用高分辨率的 MR 有可能直接显示这些结构[42]。在女性中，关节面较平坦且不太平滑，此点已被用来解释骨性关节炎在女性高发的一个原因[43]。

四、掌指关节和指间关节

侧副韧带复合体为掌指关节的主要稳定结构，特别是较强的桡侧副韧带可以防止关节尺偏（图 4-5）[11,44]。韧带在磁共振图像上可能表现为不均匀结构，可能与其三个组成部分方向不同（侧副韧带，副侧副韧带和指盂韧带 phalangoglenoid ligament）所致的磁共振角度现象有关[45,46]。较长的指伸肌腱和指屈肌腱与关节囊关系密切，在严重尺偏时容易发

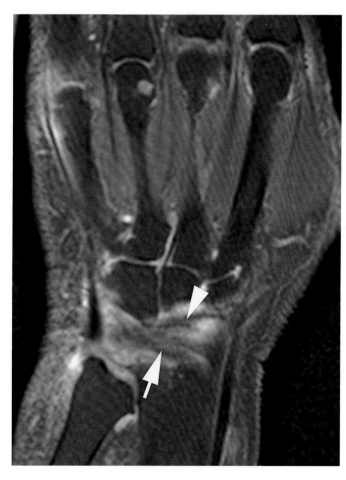

图 4-5 磁共振成像显示类风湿关节炎患者尺侧偏移和广泛骨髓水肿伴尺骨远端骨侵蚀和月骨半脱位，月骨横径 50% 以上的部分悬于桡骨尺侧缘（箭）。于舟月韧带和桡侧滑膜皱襞深方可见舟骨周围韧带功能不全（箭头）伴止点下方水肿

生半脱位和断裂。磁共振和超声仅能显示这些肌腱止点以及其薄而小的关节囊的部分结构，包括止于腕骨深横韧带的尺侧与桡侧矢状韧带（平行且紧邻指屈肌腱鞘 A1 韧带的近侧）、纤维软骨掌板与马缰韧带以及所有这些韧带的掌侧连接（Zancolli 复合体）[46]。

在指间关节，指伸肌腱帽的中央束在纽孔畸形（近侧指间关节屈曲和远侧指间关节伸直）的发生中起重要作用。中央束起自伸肌腱帽，止于中节指骨。关节炎时关节囊扩张，可导致中央束断裂，使指伸肌腱丧失其功能。最后导致了侧束向掌侧移位，继而丧失对抗蚓状肌拉力的功能。鹅颈畸形是由于关节囊松弛和指屈肌腱断裂所导致的近侧指间关节过度伸直、远侧指间关节屈曲的畸形。

第五节　滑膜隐窝和末端区

通常用解剖腔室和复合体来描述炎症在宏观上的扩散和继而发生的关节与骨破坏（典型和非典型）。一种简单抽象解剖学将关节囊分为数层：浅层为巨噬细胞样 A 滑膜细胞、深层为成纤维细胞样 B 细胞、滑膜下层（内膜下层）为疏松结缔组织和血管和韧带组成的纤维层。然而，该模型过于简单而无法很好地理解炎症扩散的通路或分布。滑膜层深方无基底层，各层有连续的重叠且在厚度和成分上有较大的区域差异。浅层 A 滑膜细胞可能完全消失，成纤维细胞可以分布于滑膜深部和滑膜下层，滑膜下层含有胶原纤维束，其与下方的韧带平行和交错排列，许多韧带内部含有血管[47]。

在类风湿性关节炎和相关疾病，滑膜与滑膜下血管周围组织是触发炎症反应的解剖部位[48-50]。在银屑病关节炎和其他脊柱关节病，末端区被认为是滑膜－末端区复合体的一部分，该复合体的特征为应力传导和自身免疫过程所致的混合型炎症[51]。从关节的关节囊韧带和肌腱止点处，炎症扩散至邻近组织，累及末端区下方骨质、滑膜和关节周围软组织。在 CPPD 和其他晶体沉积疾病，晶体主要沉积在韧带和肌腱的胶原纤维、纤维软骨和透明软骨的内部或周围。在骨性关节炎，退变过程从生物力学负重最重的结构开始，如软骨、关节囊或肌腱的纤维。由此产生的微小不稳定导致了滑膜炎和所有关节部位的退变，这意味着骨性关节炎被认为是一种"累及全器官的疾病"[52]。

为了解释关节内炎症的区域分布及侵蚀性病变起自边缘或末端区，目前有学者提出了两种宏观解剖学理论。裸区概念强调该区域只有薄的透明软骨覆盖或无软骨覆盖的区域，这样滑膜组织和滑液会直接接触到骨质[48,53]。在这些过渡区域，滑膜占据了软骨周边几毫米的区域[47]。第二个概念强调了一个事实，即在滑膜体积较大、滑膜皱褶或滑膜折叠的区域，炎症反应常较严重。腕骨间腔室背侧滑膜延伸区域或 Testut's 韧带周围具有显著血管的较厚滑膜区域，为类风湿关节炎典型的炎症部位。

根据上述解剖腔室内部及周围的动力链进行分类，与临床相关的滑膜间隙可分为以下种类[29]：

● 在尺腕关节腔室，为尺侧腕伸肌腱鞘与 TFCC 半月板类似物周围的小空间（图 4-2）。

● 在桡腕关节腔室，为位于 TFCC 近侧的、尺骨茎突颈部周围的尺侧隐窝（茎突前隐窝，在腕关节造影有时被称为"泥袋"（图 4-6）。

● 在腕骨间腔室，为位于 DIC 韧带下方的具有较大体积滑膜的背侧间隙及位于月骨和头状骨之间和其周围的间隙（Poirier 间隙）（其在支撑结构"V"形韧带分支之间有一间隙，容易引起月骨周围不稳定）。

● 在腕管的桡侧，为桡侧腕屈肌腱和拇长屈肌腱的腱鞘（也被称为"桡侧滑囊"）。

● 腕掌关节和舟骨—大多角骨—小多角骨关节。

● 掌指关节和指间关节的关节腔隙及向近侧沿掌骨头部和颈部扩展的关节隐窝。

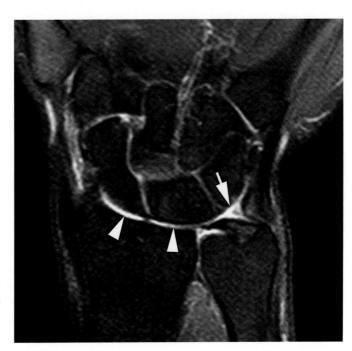

图 4-6　磁共振图像显示桡腕关节腔内少量积液，位于桡骨关节面与近排腕骨之间（箭头），并延伸至尺侧，末端呈囊袋状（箭）且位于尺侧副韧带下方

第六节　骨软骨部位

透明软骨内部的结构具有区域性，根据 Beninghoff 的拱廊模型，透明软骨可由四层组成，其在 MRI 上较易识别 [54-56]。每个区域易遭受某种类型的破坏。透明软骨浅层具有抗剪切力、拉伸力和压力的功能。此层的特点为胶原纤维含量高，也是晶体沉积性疾病或储

积症中 CPPD 晶体、MSU 沉积物和钙化物质沉积主要的部位。此层和中层、深层共同的特点为含有丰富的软骨细胞。在 RA 中，这些细胞可能会产生基质降解酶并诱导软骨溶解形成空腔 [49, 57, 58]。在未钙化软骨区和钙化软骨区的交界处，存在着大量血管通道，此为复杂的软骨 - 骨交界处两个区域之间的分子扩散提供了潜在的途径 [59, 60]。这可能对骨性关节炎和类风湿性关节炎的进展具有重要意义 [48, 59]。第四层，为软骨钙化区，以其特征性的结构围绕血管窦，并向下延伸至软骨下板。滑膜组织诱导的破骨细胞生成和／或骨硬化，可导致骨髓水肿样病变及其继发的脱钙，此过程可在第四层中观察到 [49, 60]。运用高分辨率的 CT 和 MRI，有可能观察到这些发生在骨软骨单位内的病理过程的解剖学位置。

第七节　关节下骨和肌腱下骨

所有易发生关节炎的解剖部位都具有一个共同的特征，即它们表面没有骨膜覆盖。软骨下骨具有特殊的骨小梁结构和血管窦结构，且与其上方的软骨钙化区关系密切，已被确定为一个解剖学单位 [56]。对于肌腱和韧带，存在一个类似的区域结构，被称为滑膜 - 末端区复合体 [62]。第三个骨表面缺乏骨膜覆盖的例子是骨纤维管道或邻近滑囊的骨，这些骨与纤维性和滑膜下组织直接接触。在儿童期和青春期，骨生长板的浅层组织可以被认为是第四种例子。这些部位也可以用术语"钙化带"或"薄层"表示 [63,64]。它们可能具有不同的厚度，也可以被认为是除骨膜之外的另一类型骨边界。在 CT 上，当空间分辨率为亚毫米时，可以显示这些钙化带。

如在这样的钙化区观察到凹陷或骨轮廓中断，有时较难判断这是假性骨侵蚀还是 RA 和相关疾病所致的真性炎性侵蚀病变 [63]。假性骨侵蚀可能为骨的正常凹陷，也可能是伪像所致。诊断假性骨侵蚀时，必须与 OA 中的骨侵蚀或囊肿、韧带止点处的黏液样变性以及骨内腱鞘囊肿相鉴别。假性骨侵蚀是关节炎骨侵蚀病变评分中的重要误区 [65]。韧带松弛或关节半脱位后，骨的排列出现不齐且伴有轻微骨旋转，此时假性骨侵蚀可能会更加明显。在年长人群中，由于退行性改变发生率较高，鉴别假性骨侵蚀和真性骨侵蚀常较为困难 [66]。舟骨由于炎症后瘢痕形成或外伤后变形，其位置可能会稍有偏移，此时其腰部可能会更突出而表现为假性骨侵蚀 [65, 67, 68]。在解剖学上，可将假性骨侵蚀分为骨沟（切迹或小窝）和骨突、槽和表面粗糙，伴或不伴有营养血管（图 4-7、图 4-8）。

骨沟可以在以下部位观察到：肌腱或韧带直接止点处的非骨突部位、有突出边缘的骨突处，或肌腱或韧带间接止点处呈切线状过渡至骨膜。后者为形成不完全的骨突结构，表现为堤形而不是真正的骨沟。手部有许多这样的骨沟，主要位于韧带止点处。可以观察到很多类型这样的骨沟，特别是在头状骨周围及其邻近的骨骼，可见于强韧的"V"形韧带止点处，也可以见于小的内在韧带止点处 [69]。

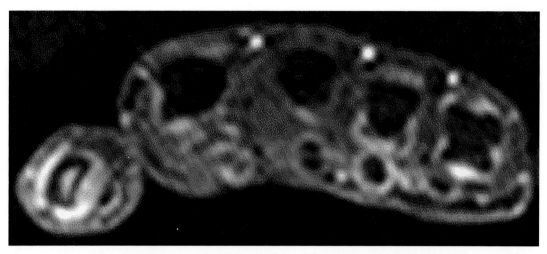

图 4-7　动态"电影"灌注成像（其在静态图像上模糊不清）显示第三指尺侧副韧带复合体位于一个典型的正常骨沟内，在横断面图像表现为假性骨侵蚀，可见造影剂在关节和肌腱的滑膜内积聚（高信号）。在第一掌指关节，可见相关的滑膜炎

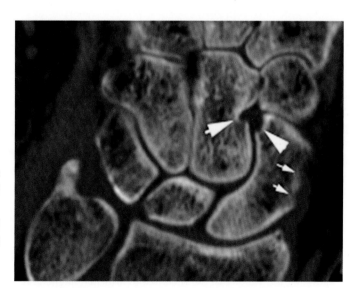

图 4-8　冠状位 CT 图像显示位于头状骨的桡侧面（箭）和舟骨远段尺侧面（箭头）的骨沟，为典型的假性骨侵蚀，后者边缘轻微外突。位于舟骨桡侧面的波浪形浅沟（小箭）为无名黏膜皱襞止点处

　　在头状骨的桡侧面可能会有一个大小不等的骨沟，由此而形成其不对称的腰部。在腕掌关节、掌指关节和指间关节处，骨沟的位置可位于掌骨底部或指骨底部，表现为一个小的圆形或椭圆形关节囊下切迹。掌骨头和跖骨头的非球形状态可以用侧副韧带复合体来解释，这些复合体位于边界光滑的掌骨浅沟内[44]。在掌骨，这些骨沟的周边有小结节，为侧副韧带的近端附着部位[44]。在 X 线片或 CT 图像上，局部的脱钙区伴模糊的边界不应被认为是假性骨侵蚀，而应被认为是局部破骨细胞活性增加的"侵蚀前"病变。

骨沟的顶部由韧带、筋膜或其他纤维组织构成，从而形成一个骨纤维管道，内有肌腱及其腱鞘通过。典型的这种由切线状骨纤维管道所致的假性骨侵蚀，可见于位于拇长屈肌腱和桡侧腕屈肌腱深方的舟骨腰部。

粗糙表面为骨的一个区域，没有骨膜或软骨覆盖。它通常邻近一些无名韧带或滑膜皱襞、肌腱或滋养血管。有时很难鉴别骨的粗糙表面与浅的骨侵蚀病灶、多数情况下呈慢性状态的骨侵蚀病灶或严重的软骨变性。有些骨粗糙面可以为冗长关节囊附着点的峰或嵴。骨的营养血管可开口于骨表面，在 T2 加权磁共振成像上显示为高信号[65, 70]。

第八节　结论

精确而详细的解剖概念和术语对于诊断关节炎的早期、临床疑诊及亚临床阶段是必要的。特别是在 MRI 影像上，正常骨质凹陷和骨侵蚀病变之间、劳损性滑膜炎、退变性滑膜炎或临床疑诊关节炎所致的滑膜炎之间，MRI 表现可有连续的重叠。结合生物力学和免疫学的概念来理解炎症和退变的起源和途径，可能有助于提高诊断的精确性。这是一个仍在进行的过程，以适应日益增长的风湿病临床需求。

参考文献

1. Johnson AJ, Chen MY, Zapadka ME, Lyders EM, Littenberg B. Radiology report clarity: a cohort study of structured reporting compared with conventional dictation. J Am Coll Radiol. 2010;7:501-506.

2. Wick M, Peloschek P, Bogl K, Graninger W, Smolen JS, Kainberger F. The "X-ray Rheuma coach" software: a novel tool for enhancing the efficacy and accelerating radiological quantification in rheumatoid arthritis. Ann Rheum Dis. 2003;62:579-582.

3. Woodworth TG, Morgacheva O, Pimienta OL, Troum OM, Ranganath VK, Furst DE. Examining the validity of the rheumatoid arthritis magnetic resonance imaging score according to the OMERACT filter-a systematic literature review. Rheumatology (Oxford). 2017;56:1177-1188.

4. Ejbjerg B, Narvestad E, Rostrup E, Szkudlarek M, Jacobsen S, Thomsen HS, Ostergaard M. Magnetic resonance imaging of wrist and finger joints in healthy subjects occasionally shows changes resembling erosions and synovitis as seen in rheumatoid arthritis. Arthritis Rheum. 2004;50:1097-1106.

5. Palosaari K, Vuotila J, Soini I, Kaarela K, Kautiainen H, Hakala M. Small bone lesions resembling erosions can frequently be found in bilateral wrist MRI of healthy individuals. Scand J Rheumatol. 2009;38:450-454.

6. Partik B, Rand T, Pretterklieber ML, Voracek M, Hoermann M, Helbich TH. Patterns of gadopentetate-enhanced MR imaging of radiocarpal joints of healthy subjects. AJR Am J Roentgenol. 2002;179:193-197.

7. Robertson PL, Page PJ, McColl GJ. Inflammatory arthritis-like and other MR findings in wrists of asymptomatic subjects. Skelet Radiol. 2006;35:754-764.

8. Olech E, Crues JV 3rd, Yocum DE, Merrill JT. Bone marrow edema is the most specific finding for rheumatoid arthritis (RA) on noncontrast magnetic resonance imaging of the hands and wrists: a comparison of patients with RA and healthy controls. J Rheumatol. 2010;37:265-274.

9. Parodi M, Silvestri E, Garlaschi G, Cimmino MA. How normal are the hands of normal controls? A study with dedicated magnetic resonance imaging. Clin Exp Rheumatol. 2006;24:134-141.

10. Pierre-Jerome C, Bekkelund SI, Mellgren SI, Torbergsen T, Husby G, Nordstrom R. The rheumatoid wrist: bilateral MR analysis of the distribution of rheumatoid lesions in axial plan in a female population. Clin Rheumatol. 1997;16:80-86.

11. Tan AL, Tanner SF, Conaghan PG, Radjenovic A, O'Connor P, Brown AK, Emery P, McGonagle D. Role of metacarpophalangeal joint anatomic factors in the distribution of synovitis and bone erosion in early rheumatoid arthritis. Arthritis Rheum. 2003;48:1214-1222.

12. Frija G. Quality and safety in radiology: a symbiotic relationship. Health Manage Forum. 2015;15.

13. Navalho M, Resende C, Rodrigues AM, Ramos F, Gaspar A, Pereira da Silva JA, Fonseca JE, Campos J, Canhão H. Bilateral MR imaging of the hand and wrist in early and very early inflammatory arthritis: tenosynovitis is associated with progression to rheumatoid arthritis. Radiology. 2012;264:823-833.

14. Friedrich KM, Chang G, Vieira RL, Wang L, Wiggins GC, Schweitzer ME, Regatte RR. In vivo 7.0-tesla magnetic resonance imaging of the wrist and hand: technical aspects and applications. Semin Musculoskelet Radiol. 2009;13:74-84.

15. Resnick D. Target area approach to articular disorders. A synopsis. In: Resnick D, Kransdorf M, editors. Bone and joint imaging, vol. 1. Philadelphia: Elsevier Sounders; 2005. p. 324-351.

16. Patsch JM, Burghardt AJ, Kazakia G, Majumdar S. Noninvasive imaging of bone microarchitecture Ann N Y Acad Sci. 2011;1240:77-87.

17. Pache G, Krauss B, Strohm P, Saueressig U, Blanke P, Bulla S, Schäfer O, Helwig P, Kotter E, Langer M, Baumann T. Dual-energy CT virtual noncalcium technique: detecting posttraumatic bone marrow lesions-feasibility study. Radiology. 2010;256:617-624.

18. Aeberli D, Eser P, Bonel H, Widmer J, Caliezi G, Varisco PA, Möller B, Villiger PM. Reduced trabecular bone mineral density and cortical thickness accompanied by increased outer bone circumference in metacarpal bone of rheumatoid arthritis patients: a cross-sectional study. Arthritis Res Ther. 2010;12:R119.

19. Fouque-Aubert A, Boutroy S, Marotte H, Vilayphiou N, Bacchetta J, Miossec P, Delmas PD, Chapurlat RD. Assessment of hand bone loss in rheumatoid arthritis by high-resolution peripheral quantitative CT. Ann Rheum Dis. 2010;69:1671-1676.

20. Parfitt AM, Mathews CH, Villanueva AR, Kleerekoper M, Frame B, Rao DS. Relationships between surface, volume, and thickness of iliac trabecular bone in aging and in osteoporosis. Implications for the microanatomic and cellular mechanisms of bone loss. J Clin Invest. 1983;72:1396-1409.

21. Stok KS, Finzel S, Burghardt AJ, Conaghan PG, Barnabe C, SPECTRA Collaboration. The SPECTRA collaboration OMERACT special interest group: current research and future directions. J Rheumatol. 2017;44(12):1911-1915.

22. Axelsen MB, Stoltenberg M, Poggenborg RP, Kubassova O, Boesen M, Bliddal H, Hørslev-Petersen K, Hanson LG, Østergaard M. Dynamic gadolinium-enhanced magnetic resonance imaging allows accurate assessment of the synovial inflammatory activity in rheumatoid arthritis knee joints: a comparison with synovial histology. Scand J Rheumatol. 2012;41:89-94.

23. Miese F, Scherer A, Ostendorf B, Heinzel A, Lanzman RS, Kröpil P, Blondin D, Hautzel H, Wittsack HJ, Schneider M, Antoch G, Herzog H, Shah NJ. Hybrid 18F-FDG PET-MRI of the hand in rheumatoid arthritis: initial results. Clin Rheumatol. 2011;30:1247-1250.

24. Narayan N, Owen DR, Taylor PC. Advances in positron emission tomography for the imaging of rheumatoid arthritis. Rheumatology (Oxford). 2017;56(11):1837-1846.

25. Gent YY, Ter Wee MM, Voskuyl AE, den Uyl D, Ahmadi N, Dowling C, van Kuijk C, Hoekstra OS, Boers M, Lems WF, van der Laken CJ. Subclinical synovitis detected by macrophage PET, but not MRI, is related to short-term flare of clinical disease activity in early RA patients: an exploratory study. Arthritis Res Ther. 2015;17:266.

26. Goodin GS, Shulkin BL, Kaufman RA, McCarville MB. PET/CT characterization of fibroosseous defects in children: 18F-FDG uptake can mimic metastatic disease. AJR Am J Roentgenol. 2006;187:1124-1128.

27. Teixeira da Fonseca S, de Melo Ocarino J, Pereira da Silva P, Ferreira de Aquino C. Integration of stresses and their relationship to the kinetic chain. In: Magee D, Zachazewski J, William Q, editors. Scientific foundations and principles of practice in musculoskeletal rehabilitation. St. Louis: Saunders Elsevier; 2007. p. 476-486.

28. Kainberger F, Mittermaier F, Seidl G, Parth E, Weinstabl R. Imaging of tendons-adaptation, degeneration, rupture. Eur J Radiol. 1997;25:209-222.

29. Carlsen BT, Shin AY. Wrist instability. Scand J Surg. 2008;97:324-332.

30. Morco S, Bowden A. Ulnar drift in rheumatoid arthritis: a review of biomechanical etiology. J Biomech. 2015;48:725-728.

31. Taljanovic MS, Malan JJ, Sheppard JE. Normal anatomy of the extrinsic capsular

wrist ligaments by 3-T MRI and high-resolution ultrasonography. Semin Musculoskelet Radiol. 2012;16:104-114.

32. Bateni CP, Bartolotta RJ, Richardson ML, Mulcahy H, Allan CH. Imaging key wrist ligaments: what the surgeon needs the radiologist to know. AJR Am J Roentgenol. 2013;200: 1089-1095.

33. Nobauer-Huhmann IM, Pretterklieber M, Erhart J, Bär P, Szomolanyi P, Kronnerwetter C, Lang S, Friedrich KM, Trattnig S. Anatomy and variants of the triangular fibrocartilage complex and its MR appearance at 3 and 7T. Semin Musculoskelet Radiol. 2012;16:93-103.

34. Lewis OJ, Hamshere RJ, Bucknill TM. The anatomy of the wrist joint. J Anat. 1970;106:539-552.

35. Shahabpour M, Staelens B, Van Overstraeten L, De Maeseneer M, Boulet C, De Mey J, Scheerlinck T. Advanced imaging of the scapholunate ligamentous complex. Skelet Radiol. 2015;44:1709-1725.

36. Pappou IP, Basel J, Deal DN. Scapholunate ligament injuries: a review of current concepts. Hand (NY). 2013;8:146-156.

37. Theumann NH, Etechami G, Duvoisin B, Wintermark M, Schnyder P, Favarger N, Gilula LA. Association between extrinsic and intrinsic carpal ligament injuries at MR arthrography and carpal instability at radiography: initial observations. Radiology. 2006;238:950-957.

38. Schmitt R. Ulnokarpaler Komplex (TFCC). In: Schmitt R, Lanz W, editors. Bildgebende Diagnostik der Hand. 2nd ed. Stuttgart: Thieme; 2004. p. 96-102.

39. Dihlmann W, Stäbler A. Gelenke-Wirbelverbindungen. Stuttgart: Thieme; 2011.

40. Parellada AJ, Morrison WB, Reiter SB, Carrino JA, Kloss LA, Glickman PL, McLean M, Culp RW. Flexor carpi radialis tendinopathy: spectrum of imaging findings and association with triscaphe arthritis. Skelet Radiol. 2006;35:572-578.

41. Short WH, Werner FW, Green JK, Sutton LG, Brutus JP. Biomechanical evaluation of the ligamentous stabilizers of the scaphoid and lunate: part III. J Hand Surg Am. 2007;32:297-309.

42. Hirschmann A, Sutter R, Schweizer A, Pfirrmann CW. The carpometacarpal joint of the thumb: MR appearance in asymptomatic volunteers. Skelet Radiol. 2013;42:1105-1112.

43. Ateshian GA, Rosenwasser MP, Mow VC. Curvature characteristics and congruence of the thumb carpometacarpal joint: differences between female and male joints. J Biomech. 1992;25:591-607.

44. Canella Moraes Carmo C, Cruz GP, Trudell D, Hughes T, Chung C, Resnick D. Anatomical features of metacarpal heads that simulate bone erosions: cadaveric study using computed tomography scanning and sectional radiography. J Comput Assist Tomogr. 2009;33:573-578.

45. Crim J, Grossman J. Hand MR atlas. In: Manster B, Crim J, editors. Imaging anatomy-musculoskeletal. Philadelphia: Elsevier; 2016. p. 456.

46. Streicher J, Pretterklieber M. Bewegungsapparat. In: Anderhuber F, Pera F, Streicher J, editors. Waldeyer-Anatomie des Menschen. Berlin: Walter de Gruyter; 2012. p. 218-223.

47. Adams M. Functional anatomy of the musculoskeletal system. In: Standring S, editor. Grey's anatomy. The anatomical basis of clinical practice. Philadelphia: Elsevier; 2016. p. 99.

48. Catrina AI, Svensson CI, Malmstrom V, Schett G, Klareskog L. Mechanisms leading from systemic autoimmunity to joint-specific disease in rheumatoid arthritis. Nat Rev Rheumatol. 2017;13:79-86.

49. Favalli EG, Becciolini A, Biggioggero M. Structural integrity versus radiographic progression in rheumatoid arthritis. RMD Open. 2015;1:e000064.

50. Harris ED Jr. Rheumatoid arthritis. Pathophysiology and implications for therapy. N Engl J Med. 1990;322:1277-1289.

51. Sherlock JP, Joyce-Shaikh B, Turner SP, Chao CC, Sathe M, Grein J, Gorman DM, Bowman EP, McClanahan TK, Yearley JH, Eberl G, Buckley CD, Kastelein RA, Pierce RH, Laface DM, Cua DJ. IL-23 induces spondyloarthropathy by acting on ROR-gammat+ CD3+CD4-CD8-entheseal resident T cells. Nat Med. 2012;18:1069-1076.

52. Benjamin M, McGonagle D. Basic concepts of enthesis biology and immunology. J Rheumatol Suppl. 2009;83:12-13.

53. Roemer FW, Crema MD, Trattnig S, Guermazi A. Advances in imaging of osteoarthritis and cartilage. Radiology. 2011;260:332-354.

54. Martel W, Stuck KJ, Dworin AM, Hylland RG. Erosive osteoarthritis and psoriatic arthritis: a radiologic comparison in the hand, wrist, and foot. AJR Am J Roentgenol. 1980;134:125-135.

55. Benninghoff A. Der funktionelle Aufbau des Hyalinknorpels. Ergeb Anat Entwickl Gesch. 1925;26:1-54.

56. Guermazi A, Roemer FW, Crema MD, Englund M, Hayashi D. Imaging of non-osteochondral tissues in osteoarthritis. Osteoarthr Cartil. 2014;22:1590-1605.

57. Sophia Fox AJ, Bedi A, Rodeo SA. The basic science of articular cartilage: structure, composition, and function. Sports Health. 2009;1:461-468.

58. Blüml S, Redlich K, Smolen JS. Mechanisms of tissue damage in arthritis. Semin Immunopathol. 2014;36:531-540.

59. McInnes IB, Schett G. Cytokines in the pathogenesis of rheumatoid arthritis. Nat Rev Immunol. 2007;7:429-442.

60. Findlay DM, Kuliwaba JS. Bone-cartilage crosstalk: a conversation for understanding osteoarthritis. Bone Res. 2016;4:160-168.

61. Imhof H, Sulzbacher I, Grampp S, Czerny C, Youssefzadeh S, Kainberger F. Subchondral bone and cartilage disease: a rediscovered functional unit. Investig Radiol. 2000;35:581-588.

62. Schett G, Gravallese E. Bone erosion in rheumatoid arthritis: mechanisms, diagnosis and

treatment. Nat Rev Rheumatol. 2012;8:656-664.

63. Benjamin M, McGonagle D. The anatomical basis for disease localisation in seronegative spondyloarthropathy at entheses and related sites. J Anat. 2001;199:503-526.

64. Dihlmann W, Bandick J. Die Gelenksilhouette - das Informationspotential der Roentgenstrahlen. Berlin: Springer; 1995.

65. Hirtler L, Platzgummer H, Kainberger F. Pseudoerosions of the hands and feet in rheumatoid arthritis: anatomical concepts and redefinitions based on a systematic review. (in preparation) 2018.

66. McQueen F, Østergaard M, Peterfy C, Lassere M, Ejbjerg B, Bird P, O'Connor P, Genant H, Shnier R, Emery P, Edmonds J, Conaghan P. Pitfalls in scoring MR images of rheumatoid arthritis wrist and metacarpophalangeal joints. Ann Rheum Dis. 2005; 64: 48-55.

67. Mangnus L, van Steenbergen HW, Lindqvist E, Brouwer E, Reijnierse M, Huizinga TW, Gregersen PK, Berglin E, Rantapää-Dahlqvist S, van der Heijde D, van der Helm-van Mil AH. Studies on ageing and the severity of radiographic joint damage in rheumatoid arthritis. Arthritis Res Ther. 2015;17:222.

68. Cimmino MA, Bountis C, Silvestri E, Garlaschi G, Accardo S. An appraisal of magnetic resonance imaging of the wrist in rheumatoid arthritis. Semin Arthritis Rheum. 2000;30:180-195.

69. Dohn UM, Ejbjerg BJ, Hasselquist M, Narvestad E, Moller J, Thomsen HS, Ostergaard M. Detection of bone erosions in rheumatoid arthritis wrist joints with magnetic resonance imaging, computed tomography and radiography. Arthritis Res Ther. 2008;10:R25.

70. Wawer R, Budzik JF, Demondion X, Forzy G, Cotten A. Carpal pseudoerosions: a plain X-ray interpretation pitfall. Skelet Radiol. 2014;43:1377-1385.

第五章

超声术语

Peter Vince Balint and Peter Mandl

P. V. Balint, MD, PhD, FRCP

3rd Rheumatology Department, National Institute of Rheumatology and Physiotherapy, Budapest, Hungary

P. Mandl, MD, PhD

Division of Rheumatology, Department of Internal Medicine III, Medical University of Vienna, Vienna, Austria

©Springer International Publishing AG, part of Springer Nature 2018

P. V. Balint, P. Mandl (eds.), *Ultrasonography of the Hand in Rheumatology*, https://doi.org/10.1007/978-3-319-74207-6_5

任何超声技术的关键都是探头相对于所检查结构、器官或身体某部分的位置。因此，首先要确定某一检查的两个相互垂直的解剖切面（表5-1）。除了描述探头相对于所检查结构长轴的位置，还要用一些方向术语以更准确地提供相对于结构本身更精确的位置信息（表5-2）。

此外，特别是对于关节来说，有时需要运用运动术语来描述其位置（表5-3）。出报告时，必须指出检查部位为哪侧（如右侧还是左侧，双侧还是单侧）。

当描述检查所用的切面时，两个最常用的超声切面为长轴（或纵向）和短轴（或横向）切面（表5-4）。

在报告中，需描述结构或病变的回声特征，此点非常重要（表5-5）。

储存图像的目的是记录临床资料和发表科研论文，因此，图像的方位必须标记清楚。

本书的图像定位遵循了欧洲抗风湿病联盟 EULAR 关于风湿病学超声检查标准操作方法的建议 [2,3]（图5-1）。例外的是在第7章超声病理学（关节内和关节周围）里的一些图像，这些图像的标记是与其他图是相反的（即图像左侧为近侧和桡侧）。为了使方向明确，每一张超声图像都应进行方向标记。

表 5-1　解剖平面 [a]

1. 矢状面（或正中面）和旁矢状面（或旁正中面）
2. 冠状面或正面
3. 横断面或水平面或轴位

[a] 本书中将用解剖平面包括矢状面、冠状面和横断面来描述探头相对于被检查结构或区域的位置。

表 5-2　方向术语 [a]

1. 上方 – 下方或头侧 – 尾侧
2. 前侧 – 后侧或腹侧 – 背侧
3. 内侧 – 外侧和中间
4. 近侧 – 远侧
5. 浅侧 – 深侧

[a] 本书中将用一些方向术语如上方 – 下方、内侧 – 外侧、腹侧 – 背侧、近侧 – 远侧、浅侧和深侧来描述探头相对于被检查结构或区域的位置。对于手部来说，一般用术语"掌侧"来描述手前面的结构。同样，有时用术语尺侧和桡侧来分别指内侧和外侧。本书中使用的解剖术语遵循了联邦委员会关于解剖术语所制定的指南 [1]。

表 5-3　运动术语

1. 屈曲 – 伸直
2. 外展 – 内收
3. 外旋 – 内旋
4. 旋后和旋前

表 5-4　探头方位 / 切面

1. 纵向或长轴切面：平行于身体、四肢或所检查解剖结构的长轴
2. 横向或短轴切面：垂直于身体、四肢或所检查解剖结构的长轴

表 5-5　超声回声特征术语

1. 无回声：局部缺乏回声 / 声学反射界面（显示为黑色）
2. 强回声：局部可见回声 / 声学反射界面（显示为近白色）
3. 高回声：与周围组织相比，该区域回声更强（表现为不同程度的浅灰色）
4. 低回声：与周围组织相比，该区域回声更弱（表现为不同程度的深灰色）

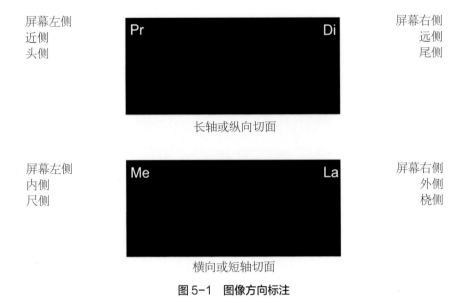

图 5-1　图像方向标注

参考文献

1. Federative Committee on Anatomical Terminology (FCAT). Terminologia anatomica: international anatomical terminology. Stuttgart: Georg Thieme Verlag. p. 300. 1998. ISBN-10: 3-13-114361-4. ISBN-13: 978-3-13-114361-7.

2. Backhaus M, Burmester GR, Gerber T, Grassi W, Machold KP, Swen WA, Wakefeld RJ,Manger B. Guidelines for musculoskeletal ultrasound in rheumatology. Ann Rheum Dis.2001;60:641-649.

3. Möller I, Janta I, Backhaus M, Ohrndorf S, Bong DA, Martinoli C, Filippucci E, Sconfenza LM, Terslev L, Damjanov N, Hammer HB, Sudol-Szopinska I, Grassi W, Balint P, Bruyn GAW, D'Agostino MA, Hollander D, Siddle HJ, Supp G, Schmidt WA, Iagnocco A, Koski J, Kane D, Fodor D, Bruns A, Mandl P, Kaeley GS, Micu M, Ho C, Vlad V, Chávez-López M, Filippou G, Cerón CE, Nestorova R, Quintero M, Wakefeld R, Carmona L, Naredo E. The 2017 EULAR standardised procedures for ultrasound imaging in rheumatology. Ann Rheum Dis. 2017;76:1974-1979.

第六章

超声解剖：生理性结构（关节内与关节周围）

Peter Mandl, Emilio Filippucci, Irina Gessl, Walter Grassi, and Peter Vince Balint

P. Mandl, MD, PhD · I. Gessl, MD
Division of Rheumatology, Department of Internal Medicine III, Medical University of Vienna, Vienna, Austria
e-mail: peter.mandl@meduniwien.ac.at；irina.gessl@meduniwien.ac.at
E. Filippucci, MD, PhD · W. Grassi, MD
Clinica Reumatologica, Università Politecnica delle Marche, Ospedale "C. Urbani", Ancona, Italy
e-mail: walter.grassi@univpm.it
P. V. Balint, MD, PhD, FRCP
3rd Rheumatology Department, National Institute of Rheumatology and Physiotherapy, Budapest, Hungary
e-mail: pvbalint@gmail.com

©Springer International Publishing AG, part of Springer Nature 2018
P. V. Balint, P. Mandl (eds.), *Ultrasonography of the Hand in Rheumatology*, https://doi.org/10.1007/978-3-319-74207-6_6

第一节 检查方法

同检查其他浅表或小关节相同，检查腕部和手关节时最好用高频线阵探头。可选择频率为 10～22 MHz 的探头[1]。多数商用的高频超声仪器可手动设置预设检查条件，这样使用者就可以自己设置并储存针对某个关节的检查条件，如腕关节、手关节等，以方便应用。检查腕部和手部的小关节时，患者可坐在检查床旁，手掌分别朝上或朝下以检查不同的部位。但有时可能需要患者仰卧位或俯卧位以方便检查腕部和手部。检查时应注意探头不要在检查部位过度加压，以避免产生漏诊和误诊，尤其是当局部有少量积液时。探头压力亦会影响对局部多普勒信号的显示，可抑制信号的显示或产生伪像。拿探头的方法就如同一个人手拿钱包，即将探头放在拇指与其余四指之间，而小指最好放在患者的检查部位或检查桌上，以方便检查者更好地控制探头的压力（图6-1a）。在检查区域或关节处需涂抹适量的耦合剂（图6-1b）。这样做可以使检查者精准地控制探头，更方便做一些细微的移动，并可能有助于消除检查者或是患者手部一些无意识的微小移动，这些微小移动可见于心脏收缩或不同形式的震颤。检查者手握探头，可做不同的动作，如滑动、倾斜、摆动、旋转和加压等动作以全面地评估所要检查的结构[2]。

依据探头相对于检查部位的中心轴，检查者可用以下术语，如长轴（一般情况是指检查部位的长轴，但也有例外）或短轴（一般情况是指检查部位的短轴，但也有例外）。识别某些病变如骨赘、腱鞘炎时，需要做长轴切面检查和短轴切面检查[3]。多数超声检查者检查手部小关节时，首先采用矢状切面进行检查，这样可在长轴切面上显示多数小关节［如掌指关节、近侧与远侧指间关节、桡腕关节等］。对于某些病变，此切面已经足够用于显示和评估病变（图6-2a）。值得注意的是，与身体其他关节不同，超声可检查几乎所有的手部关节，但是由于骨为强的反射体，超声很难显示关节的全貌。

横切面上较容易显示肌腱和神经的病变，尤其是在腕部，以及其他一些重要结构如舟月韧带（图6-2b），而冠状切面对于扫查桡骨、尺骨及第2、第5掌指关节的侧副韧带必不可少（图6-2c）。多数超声检查医生常首先检查背侧，接下来检查桡侧和尺侧，最后检查掌侧。

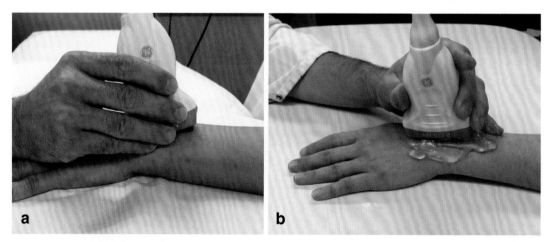

图6-1 （a）正确拿探头的方法；（b）检查时局部涂放适量的耦合剂

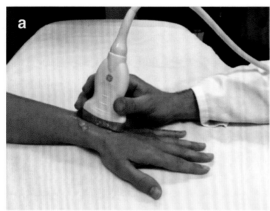
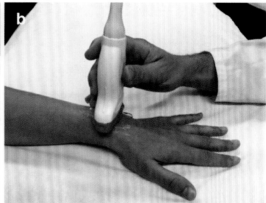
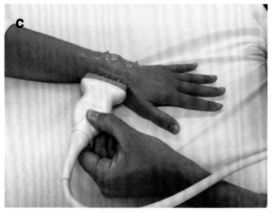

图 6-2　检查腕部时的不同切面
（a）矢状面；（b）横切面；（c）冠状切面

　　最后，作者建议读者可采用 EULAR 中建议的风湿病标准超声检查方法[4]。除了指南中的要求外，我们建议检查者对每一区域进行所有必要切面的实时检查，然后再去发现和诊断病变。动态超声检查如移动关节、肌腱或收缩肌肉时进行检查并同时存储动态图像，有助于了解所检查结构的功能状态，并有助于识别不同组织的界面，如肌腱与神经。检查时，应尽可能去检查所检查部位所有的解剖结构或所有的病变。发现病变时，要正确识别哪些类型的病变或哪种程度的病变需要做其他检查，如 CT 或 MRI。

第二节　腕部和手部超声解剖

　　根据不同的临床表现和病理特征，可采用不同的扫查切面和患者体位，以获得最佳的超声图像和超声评估效果。将关节放在恰当的体位可有助于检查某些特殊的结构。掌指关节过伸位时，有助于显示关节背侧隐窝内的少量积液。握拳时，有助于检查掌骨头的关节软骨或近侧指间关节的关节软骨。这些体位亦有助于显示此区域骨皮质的微小不规则改变。但同时应注意，这样的体位可抑制或消除对血流多普勒信号的显示[2, 5]，也可以挤走局部少量的积液。同样的现象也可出现在拇指外翻或伸直时。进行一个简单的动态超声检查有助于对相邻正常结构及其相应的病变进行鉴别，如屈远节指骨时，有助于鉴别指浅屈肌腱和指深屈肌腱。

第三节　腕背侧

超声检查腕背侧时，可首先从手背中间（第三列）纵切面开始。在此切面上，从近侧到远侧，可显示的骨性标记结构分别为桡骨远段、月骨、头骨、第三掌骨底部。也可同时显示第 4 腔室内伸肌腱、伸肌支持带和腕骨间关节（图 6-3）。此切面有助于评估关节腔内

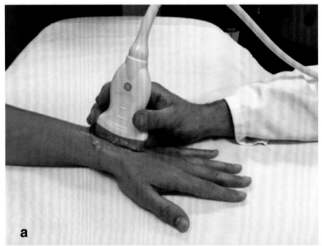

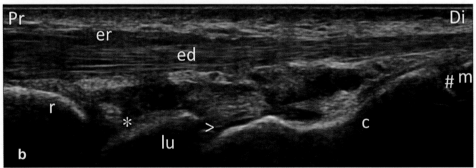

图 6-3　腕背侧正中扫查

（a）长轴切面时探头的位置；（b）长轴切面的超声图像。c 头骨，ed 指伸肌腱，er 伸肌支持带，lu 月骨，m 掌骨，r 桡骨，c 头骨，箭头 腕骨间关节，* 桡腕关节隐窝，# 掌腕关节，Pr 近侧，Di 远侧

的积液、滑膜增生，并非常有助于鉴别腕骨间关节滑膜炎与伸肌腱腱鞘炎，此两者病变的临床表现可能类似。将探头从中线分别向桡侧或尺侧移动扫查，可显示腕背侧各伸肌腱的长轴切面，以及腕骨和掌骨的长轴切面。将探头向近侧移动，并向桡侧或尺侧移动，可显示桡骨和尺骨的骨表面形态，以及位于尺侧的三角纤维软骨复合体（图6-4、图6-5）。

在尺骨茎突与三角骨之间的间隙内为三角纤维软骨复合体，冠状切面可检查此结构的部分区域。显示三角纤维软骨复合体较好的体位为：前臂旋前，肱骨在肩部内旋，手的桡侧缘放在检查桌上，即位于旋前和旋后位之间。将探头沿尺骨的长轴放在尺骨茎突远侧，可见 TFCC 显示为均匀的、三角形的高回声结构，并位于尺侧腕伸肌腱的深方（图6-5）[6]。评估 TFCC 的病变时应特别慎重，因超声仅能显示其一部分结构。

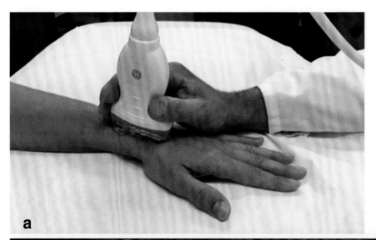

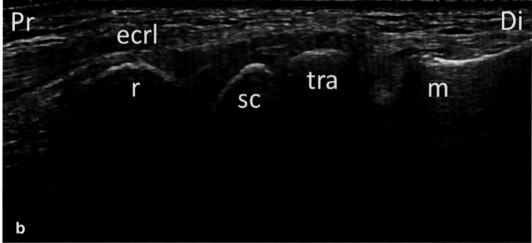

图6-4　在手舟骨处扫查桡腕关节背侧
（a）长轴切面时探头的位置；（b）长轴切面时超声图像。Ecrl 桡侧腕长伸肌腱，m 掌骨，r 桡骨，sc 手舟骨，tra 大多角骨，Pr 近侧，Di 远侧

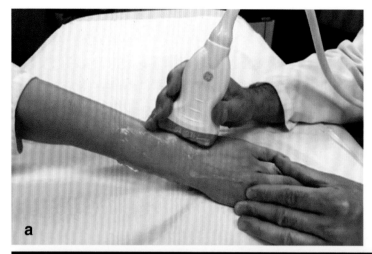

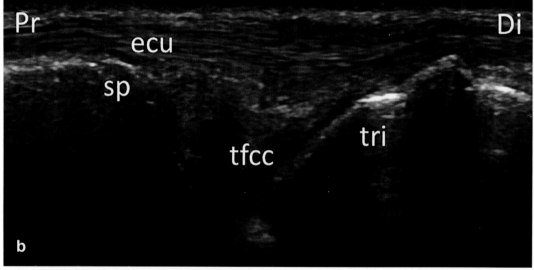

图 6-5 冠状切面扫查尺骨茎突和三角纤维软骨复合体

（a）冠状切面探头的位置；（b）冠状切面超声图。ecu 尺侧腕伸肌腱，sp 尺骨茎突，tfcc 三角纤维软骨复合体；tri 三角骨，Pr 近侧，Di 远侧

接下来做腕背侧横切面超声检查。检查各伸肌腱时，尽管纵切面扫查可以检查肌腱的连续性和肌腱功能，横切面检查更有助于对各腔室内的肌腱进行识别。纵切面扫查有助于判断肌腱的连续性和动态移动性。伸屈手指时，可进行肌腱的动态扫查。识别腕背侧肌腱时，可利用桡骨远段背侧的一个显著的骨性解剖标志结构 Lister's 结节，通过判断肌腱与 Lister's 结节的位置关系对肌腱进行识别。该结节位于第 2 和第 3 腕背侧伸肌腱腔室之间（图 6-6）。

检查肌腱时应特别注意，因肌腱会出现伪像[7]。各向异性伪像，为超声扫查角度产生的伪像，是内部含有多条线状声学界面的结构（如肌腱、韧带）在超声上的特征表现，这些结构只在一个方向上反射声束。有时可利用各向异性伪像来识别肌腱，检查时需要改变声束的入射方向（如倾斜探头）。切面厚度伪像或侧方声影会导致回声信号缺失和肌腱边缘出现声影，易出现类似肌腱周围积液或炎症表现的假象，或造成漏诊。通过采用多点聚焦，可减少切面厚度伪像的产生。如果只有一个焦点，那需要将焦点放在主要的感兴趣区水平[7]。

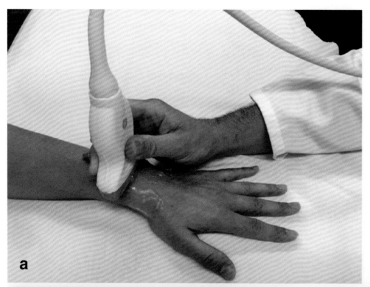

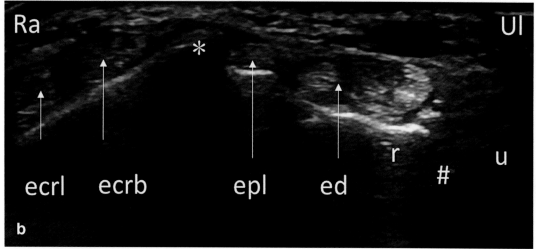

图 6-6 腕部横切面显示 Lister's 结节

（a）探头位置；（b）超声图像。ecrb 桡侧腕短伸肌腱，ed 指伸肌腱，ecrl 桡侧腕长伸肌腱，epl 拇长伸肌腱，r 桡骨，u 尺骨，*Lister's 结节，# 远侧桡尺关节，Ra 桡侧，Ul 尺侧

伸肌腱腔室

腕背侧第一伸肌腱腔室内含拇长展肌腱（abductor pollicis longus，APL）和拇短伸肌腱（extensor pollicis brevis，EPB），位于桡骨茎突的外侧（图6-7）。因此，检查此肌腱时，手腕部的尺侧可放在检查桌上，即手腕部放在旋前和旋后之间的位置上。将探头放在桡骨茎突的外侧，此时可见拇长展肌腱为稍粗的肌腱，位于偏掌侧位置，而拇短伸肌腱则为稍细的肌腱，位于偏背侧位置。第1腔室的肌腱向远侧走行并构成解剖学鼻烟壶的外侧或者桡侧边界，而鼻烟壶的底部为桡骨茎突、手舟骨、大多角骨和第一掌骨底部[6]。鼻烟壶处还有第二腔室内肌腱、位于肌腱浅侧的桡神经浅支及位于肌腱深方的桡动脉和其伴行的静脉。此部位还可以显示位于拇短伸肌腱背侧的头静脉、从掌侧走向背侧的桡神经浅支。总的来说，伸肌腱可出现表现不同的变异，如止点处变异、解剖变异等[8]。拇长展肌腱需连续扫查至手舟骨处，以检查有无副肌腱和纤维束[9]，因这些结构与de Quervain腱鞘炎的发生有关，出

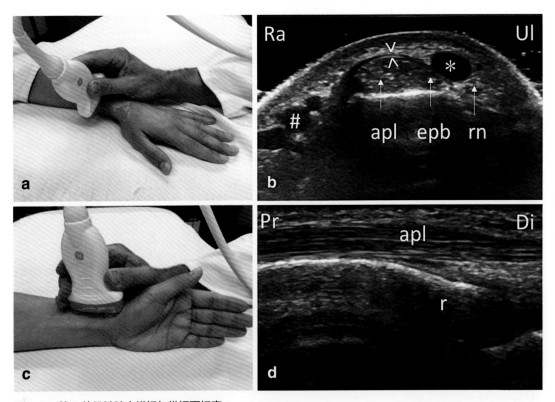

图6-7　第1伸肌腱腔室横切与纵切面扫查

（a）横切面探头位置；（b）横切面超声图像；（c）纵切面探头位置；（d）纵切面超声图像。apl 拇长肌腱，epb 拇短伸肌腱，r 桡骨，rn 桡神经，* 头静脉，# 桡动脉，箭头 伸肌支持带，Di 远侧，Pr 近侧，Ra 桡侧，UI 尺侧

现该腱鞘炎时，拇长展肌腱和拇短伸肌腱的腱鞘可增厚[10]。

　　检查腕背侧第2腔室内肌腱时，手掌朝下，将探头向外侧移动，以显示第2腔室内的肌腱。此腔室含有一对肌腱，分别是位于偏桡侧的桡侧腕长伸肌腱和位于偏尺侧的桡侧腕短伸肌腱（图6-8）。此二肌腱，位于Lister结节的桡侧，且粗细几乎一致，一起走行于桡骨茎突上，最易识别。将探头向近侧移动，在前臂远段可见拇长展肌和拇短伸肌的肌腹位于桡侧腕长伸肌腱和短伸肌腱的浅侧，并由此走行至第1腔室部位（图6-9）。桡侧腕长伸肌腱和桡侧腕短伸肌腱分别止于第2、3掌骨底部。将探头移至Lister结节的稍远侧，可显示舟月韧带，表现为位于月骨和手舟骨之间纤维状高回声结构（图6-10）。超声可显示约80%正常人的舟月韧带[11]。但如在超声上不显示，并不能提示损伤[12]。将探头稍向尺侧移动可显示背侧月三角韧带，其超声表现与舟月韧带相似（图6-10）。腕部尺偏时，可能有助于评估该韧带的完整性。将探头向近侧移动，可显示背侧桡三角韧带，该韧带起自桡骨远端背侧，经过月骨背侧，止于三角骨的背侧（图6-11）。

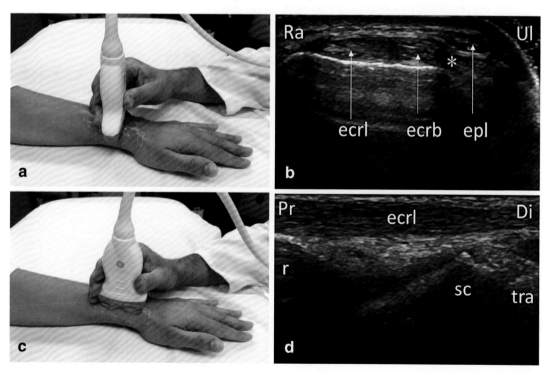

图6-8　第2伸肌腱腔室横切面与纵切面
（a）横切面检查探头位置；（b）横切面超声图像；（c）纵切面探头位置；（d）纵切面超声图像。ecrb桡侧腕短伸肌腱，ecrl桡侧腕长伸肌腱，epl拇长伸肌腱，r桡骨，sc手舟骨，tra大多角骨，*Lister's结节，Di远侧，Pr近侧，Ra桡侧，Ul尺侧

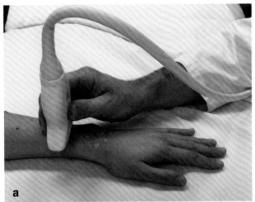

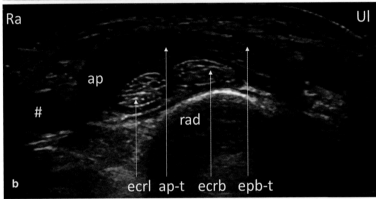

图 6-9　横切面显示拇长展肌腱和拇短伸肌腱跨越第 2 腔室肌腱（桡侧腕长伸肌腱和短伸肌腱）

（a）横切面检查探头位置；（b）横切面超声图像。ap 拇长展肌，ap-t 拇长展肌肌腱，ecrb 桡侧腕短伸肌腱，ecrl 桡侧腕长伸肌腱，epb 拇短伸肌腱，# 桡动脉，Ra 桡侧，Ul 尺侧

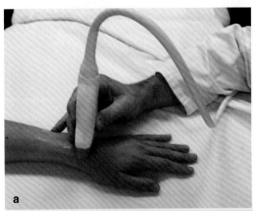

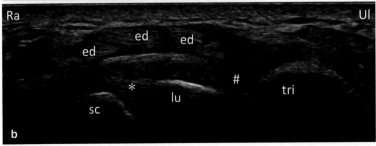

图 6-10　腕部横切面显示舟月韧带和月三角韧带

（a）横切面检查探头位置；（b）横切面超声图像。ed 指伸肌腱，lu 月骨，sc 手舟骨，tri 三角骨，* 舟月韧带，# 月三角韧带，Ra 桡侧，Ul 尺侧

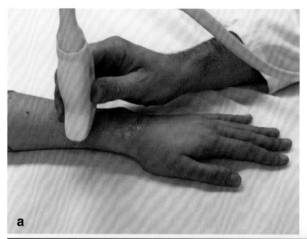

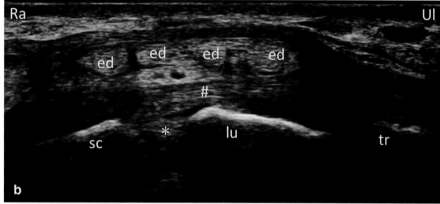

图 6-11　腕部横切面显示桡三角韧带

（a）横切面检查探头位置；（b）横切面超声图像。ed 指伸肌腱，lu 月骨，sc 手舟骨，tri 三角骨，* 舟月韧带，# 背侧桡三角韧带，Ra 桡侧，Ul 尺侧

　　Lister 结节将腕背侧第 2、第 3 伸肌腱腔室分开，第 3 腔室位于该结节的尺侧，内有拇长伸肌腱。拇长伸肌腱绕 Lister 结节向远侧走行（图 6-12）。Lister 结节可出现一个变异情况，即局部形成一个骨沟。出现此骨沟时，拇长伸肌腱可位于该沟内向远侧走行，而不是绕着此沟走行[13]。拇长伸肌腱构成了鼻烟壶的尺侧边界，并跨过第 2 腔室内的桡侧腕长伸肌腱和短伸肌腱，继而经过拇指，最后止于拇指远节指骨底部（图 6-13）。

　　第 4 腔室肌腱位于桡骨远端的上方，位于第 3 腔室肌腱的尺侧，内为指伸肌腱（the extensor digitorum，ED）和示指固有伸肌腱（extensor indicis，EI）（图 6-14）。将探头转为横切，分别向近侧及远侧扫查有助于识别示指固有伸肌腱，同时伸屈示指更有助于鉴别。做伸屈手指的动作可有助于识别第 4 腔室内的各个肌腱。伸肌支持带在第 4 腔室处最厚[6]。高频超声可用于检查前臂骨间背神经的远侧部分。该神经在超声表现为一个小的低回声结构（1 ~ 3 mm），位于第 4 伸肌腱腔室的底部，已被最近发表的一篇尸检研究所证实[14]。

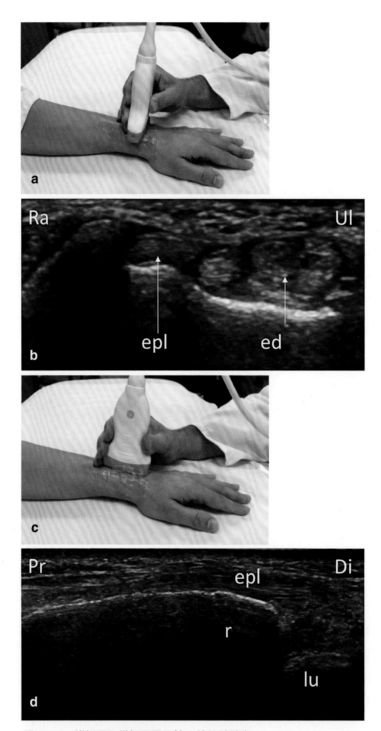

图6-12 横切面和纵切面显示第3伸肌腱腔室

（a）横切面检查探头位置；（b）横切面超声图像；（c）纵切面检查探头位置；（d）纵切面超声图像。ed 指伸肌腱，epl 拇长伸肌腱，lu 月骨，r 桡骨，Di 远侧，Pr 近侧，Ra 桡侧，Ul 尺侧

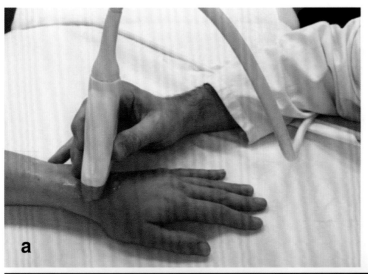

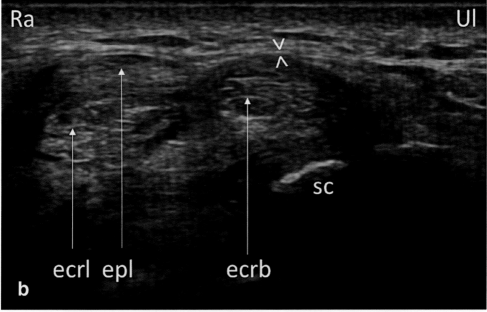

图 6-13 横切面显示拇长伸肌腱跨过第 2 伸肌腱腔室（桡侧腕长伸肌腱和短伸肌腱）
ecrb 桡侧腕短伸肌腱，ecrl 桡侧腕长伸肌腱，epl 拇长伸肌腱，sc 手舟骨，箭头 伸肌支持带，Ra 桡侧，
Ul 尺侧

第 5 腔室位于远侧桡尺关节的背侧，内为小指伸肌腱（the extensor digiti minimi，EDM）（图 6-15）。短轴切面动态扫查有助于识别该细小肌腱，该肌腱止于小指的远节指骨底部。

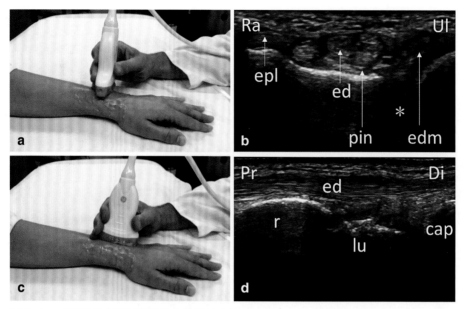

图 6-14 横切面和纵切面显示第 4 伸肌腱腔室

（a）横切面检查探头位置；（b）横切面超声图像；（c）纵切面检查探头位置；（d）纵切面超声图像。cap 头骨，ed 指伸肌腱，edm 小指伸肌腱，epl 拇长伸肌腱，lu 月骨，pin 骨间后神经，r 桡骨，Di 远侧，Pr 近侧，Ra 桡侧，Ul 尺侧

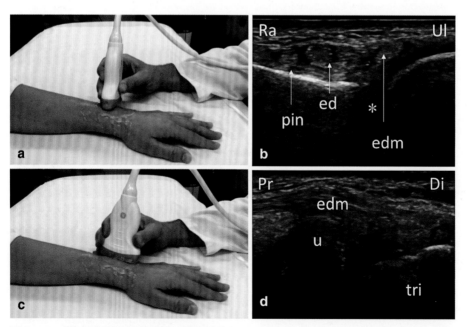

图 6-15 横切面和纵切面显示第 5 伸肌腱腔室

（a）横切面检查探头位置；（b）横切面超声图像；（c）纵切面检查探头位置；（d）纵切面超声图像。ed 指伸肌腱，edm 小指伸肌腱，pin 骨间后神经，tri 三角骨，u 尺骨，Di 远侧，Pr 近侧，Ra 桡侧，Ul 尺侧

第6腔室也是最后一个腔室，位于尺骨头与尺骨茎突之间，内为较粗的尺侧腕伸肌腱（图6-16）。尺侧腕伸肌腱走行在由尺骨和尺骨茎突所形成的骨沟内，正常腕部或前臂活动时，可使此肌腱发生移位。观察此肌腱的移位情况对于诊断肌腱脱位或不稳非常重要[15]。类风湿关节炎常累及尺侧腕伸肌腱，导致尺侧腕伸肌腱腱鞘炎和尺骨茎突的骨侵蚀病变，这些病变为类风湿的早期征象[16]。

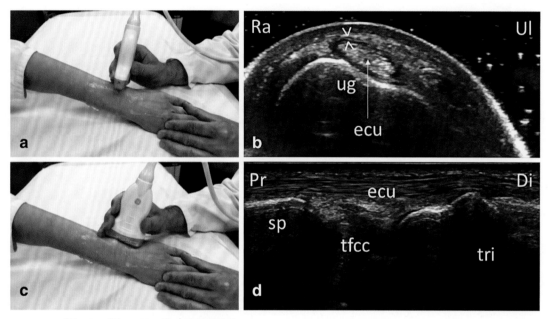

图 6-16　横切面和纵切面显示第 6 伸肌腱腔室
（a）横切面检查探头位置；（b）横切面超声图像；（c）纵切面检查探头位置；（d）纵切面超声图像。ecu 尺侧腕伸肌腱，sp 尺骨茎突，tfcc 三角纤维软骨复合物，tri 三角骨，ug 尺骨沟，箭头 伸肌支持带，Pr 近侧，Di 远侧，Ra 桡侧，Ul 尺侧

第四节　腕部掌侧

检查腕掌侧时，手掌朝上。对于腕部的滑膜炎，腕掌侧长轴切面检查不如腕背侧长轴切面检查有用。然而，此切面对于评估指屈肌腱或正中神经的病变非常有用。从近侧到远侧的骨性标志结构包括桡骨、近侧列腕骨、远侧列腕骨和掌骨。腕掌部横切面可以显示腕屈侧的重要结构。屈肌支持带，亦称为腕横韧带，为一强韧的纤维带，和伸肌支持带的功能相同，覆盖了腕管内的结构：包括指屈肌腱和正中神经（图6-17）。

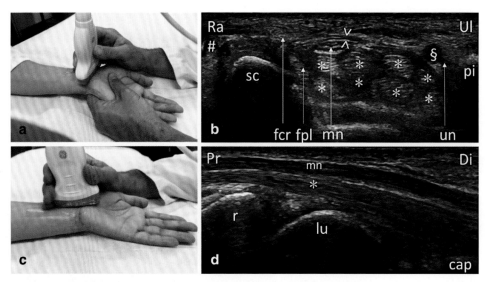

图6-17 腕掌侧正中扫查

（a）横切面检查探头位置；（b）横切面超声图像；（c）纵切面检查探头位置；（d）纵切面超声图像。cap 头骨，fcr 桡侧腕屈肌腱，fpl 拇长屈肌腱，lu 月骨，mn 正中神经，pi 豌豆骨，r 桡骨，sc 手舟骨，u 尺动脉，un 尺神经，箭头 屈肌支持带，* 指屈肌腱，# 桡动脉，§ 尺动脉，Pr 近侧，Di 远侧，Ra 桡侧，Ul 尺侧

一、腕管

屈肌支持带是构成腕管边界的一个重要结构，其内侧附着在豌豆骨和钩骨钩，外侧分为深、浅两层，两层之间为桡侧腕屈肌腱及其滑膜鞘。其中深层支持带将桡侧腕屈肌腱与腕管内指屈肌腱隔开。在腕管的近侧入口，桡侧腕屈肌腱位于桡动脉的尺侧，桡动脉通常有1到数支静脉伴行（图6-17）。在腕管内，拇长屈肌腱位于桡侧，接下来为4个指浅屈肌腱，其中第3、第4指浅屈肌腱位于第2、第5指浅屈肌腱的浅侧。在第2、第5指浅屈肌腱的深方为4个指深屈肌腱，呈左右排列。正中神经从腕管内走行，其位置一般紧邻屈肌支持带下方，如掌长肌腱存在则位于掌长肌腱的深方，并位于拇长屈肌腱的浅侧和尺侧（图6-18）。横切面上，正中神经可表现为椭圆形、圆形或三角形，其在经过腕管向远侧走行时，可逐渐变扁。同其他周围神经一样，正中神经在超声上表现为在神经束低回声的背景上可见多个高回声的神经束膜回声，神经周边为高回声的神经外膜，整个神经呈现典型的蜂窝状结构。在纵切面上做动态超声检查可鉴别正中神经与肌腱，因伸屈手指时可见肌腱移动（手指活动时，正中神经也可以因肌腱的移动而做被动移动）。另外，与正中神经比较，肌腱的各向异性（当声束入射角度改变时，其回声会发生改变）更加明显[17]。在前臂和腕部，有时可见一永存正中动脉与正中神经相伴行，此为正常解剖变异。有永存正中动脉者，近段的正中神经常呈双支[18]，超声上很容易识别这种表现[19]（也可见第7章的图7-38）。

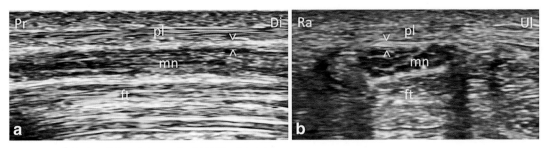

图6-18　纵切面和横切面显示肌腱和神经的不同回声

（a）纵切面检查；（b）横切面检查。ft 屈肌腱，mn 正中神经，pl 掌长肌腱，箭头 屈肌支持带，Pr 近侧，Di 远侧，Ra 桡侧，Ul 尺侧

二、腕尺管

与腕管比较，腕尺腕则为一狭窄的斜行的骨纤维管道，为屈肌支持带和豆－钩韧带所形成，并位于豌豆骨和钩骨钩之间。尺神经在腕尺管内分为浅支（偏尺侧）和深支（偏桡侧）。在横切面上，尺神经显示为圆的蜂窝状结构，位于尺动脉的内侧（图6-19），向上可一直追踪至前臂。

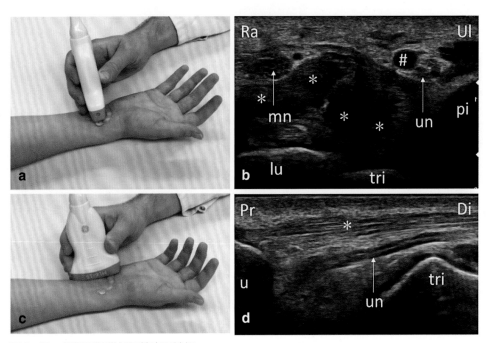

图6-19　横切面和纵切面检查尺神经

（a）横切面检查探头位置；（b）横切面超声图像；（c）纵切面检查探头位置；（d）纵切面超声图像。lu 月骨，mn 正中神经，pi 豌豆骨，tri 三角骨，u 尺骨，un 尺神经，* 指屈肌腱，# 尺动脉，Pr 近侧，Di 远侧，Ra 桡侧，Ul 尺侧

三、大鱼际

将探头向远侧移动并旋转，直至探头位于大鱼际处并垂直于拇指，此时可显示大鱼际的肌肉组织。在此切面上，可显示拇长屈肌腱的短轴切面，其走行在拇短展肌和拇对掌肌之间。旋转探头90度，可显示该肌腱的长轴切面，此切面上可观察肌腱的连续性（图6-20）。拇长屈肌腱的周围有滑膜鞘包绕，自腕管向远侧延伸至拇指的掌侧，直至拇长屈肌腱止于拇指远节指骨底部。

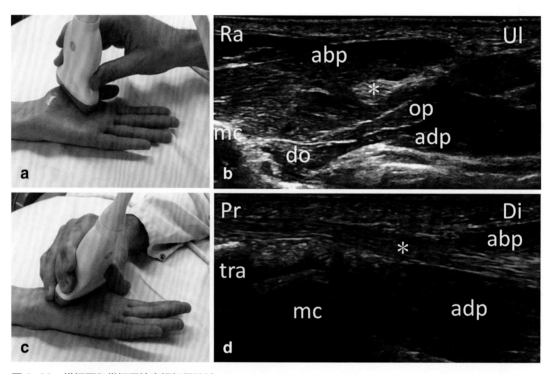

图6-20 横切面和纵切面检查拇长屈肌腱

（a）横切面检查探头位置；（b）横切面超声图像；（c）纵切面检查探头位置；（d）纵切面超声图像。abp 拇短展肌，adp 拇内收肌，do 背侧骨间肌，mc 掌骨，op 拇对掌肌，tra 大多角骨，*拇长屈肌腱，Pr 近侧，Di 远侧，Ra 桡侧，Ul 尺侧

四、腕掌关节

腕掌关节（carpometacarpal joint，CMC）连接远侧列腕骨与掌骨的近侧端。其中拇指的腕掌关节，亦称为第1腕掌关节或大多角骨–掌骨关节，与其他4个掌腕关节明显不同。风湿病超声专家通常需要常规检查这个关节，因骨性关节炎常累及这个关节（图6-21）。超声可从背侧、外侧、掌侧检查这个关节，但不能从尺侧对其进行检查。

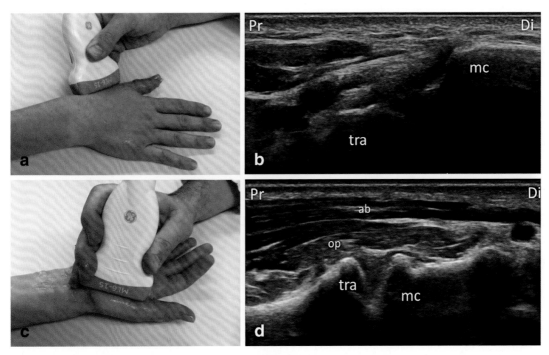

图 6-21　第 1 掌腕关节（大多角骨 – 掌骨关节）长轴切面

（a）冠状切面检查探头位置；（b）冠状切面超声图像；（c）掌侧面检查探头位置；（d）掌侧切面超声图像。
ab 拇外展肌，mc 掌骨，op 对掌肌，tra 大多角骨，Di 远侧，Pr 近侧

五、掌指关节

多种风湿疾病均可累及掌指关节。尽管各掌骨和各掌指关节的解剖形态稍有不同，各掌指关节具有同样基本的结构和功能[20]（图 6-22）。掌骨头为椭圆形，在背侧 – 掌侧方向径线稍长。尽管掌骨头有时可为不规则形，但其位于关节腔内的部分呈光滑的外凸形态，而位于关节腔外的部分则较为粗糙，两侧分别有内侧结节和外侧结节，为侧副韧带的附着处。关节内光滑区域的周边还有隆起的嵴围绕。在关节面的周边，有多个小的血管孔，其内走行的为滋养血管（也可见第 7 章的图 7-8）。在掌指关节的背侧，可见一三角形的软组织结构，为三角脂肪垫或背侧脂肪垫，其与关节囊相延续。在长轴切面上，背侧脂肪垫显示为稍高回声、均质的三角形结构位于掌骨头与近节指骨底部之间，并位于指伸肌腱的下方。在背侧脂肪垫的上方，可见相应的指伸肌腱，其在超声上典型的纤维状回声。手指活动时，可见该肌腱移动。背侧脂肪垫具有丰富的血管网，作为垫片位于多个结构之间，功能类似关节背侧的脂肪垫（图 6-22）。在掌侧，掌指关节处可见掌板（图 6-23）。掌板与背侧脂肪垫的区别之一为，与背侧脂肪垫不同，掌板附着在指骨底部。另外，由于掌板内含有

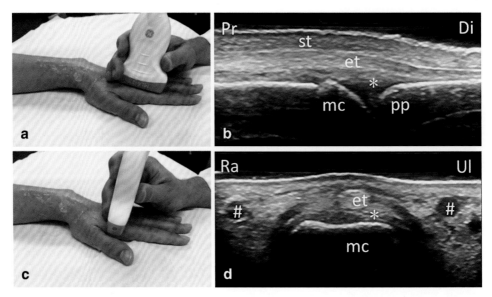

图 6-22　背侧面横切和纵切检查掌指关节

（a）纵切面检查探头位置；（b）纵切面超声图像；（c）横切面检查探头位置；（d）横切面超声图像。et 指伸肌腱，mc 掌骨，pp 近节指骨，st 皮下组织，* 背侧脂肪垫，# 指静脉，Pr 近侧，Di 远侧，Ra 桡侧，Ul 尺侧

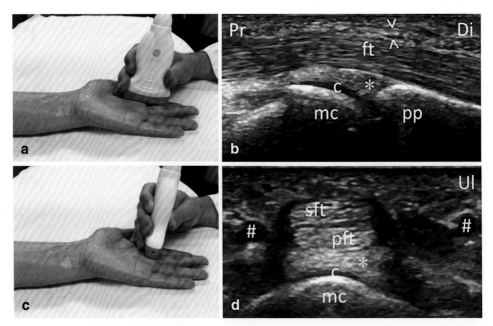

图 6-23　掌侧面横切和纵切检查掌指关节

（a）纵切面检查探头位置；（b）纵切面超声图像；（c）横切面检查探头位置；（d）横切面超声图像。c 软骨，ft 屈肌腱，mc 掌骨，pp 近节指骨，# 指动脉，* 掌板，箭头 A1 滑车，Pr 近侧，Di 远侧，Ra 桡侧，Ul 尺侧

纤维软骨，因此与脂肪垫相比，较为坚韧。因此，掌板可以限制掌指关节掌侧关节隐窝的扩张。在正常人群，有时于掌指关节腔内亦可见少量积液，其检出率在不同的报道中有所差异[21, 22]。当掌指关节隐窝内无或仅有少量积液时，超声有时很难显示这些关节隐窝。

每一个掌指关节均有桡侧副韧带和尺侧副韧带，超声检查均可显示这些韧带（图6-24、图6-25）。在第2掌指关节的桡侧，可见侧副韧带紧邻骨质结构的外侧（起、止点均为骨质）。该韧带需与背侧第1骨间肌的肌腱（该肌腱止于近节指骨）相鉴别。向近侧做连续扫查可鉴别韧带和肌腱，因背侧第1骨间肌肌腱移行为肌肉组织，而侧副韧带则止于骨质。

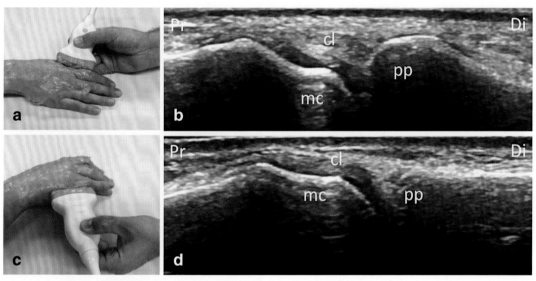

图6-24 冠状切面检查掌指关节
（a）冠状切面扫查第2掌指关节（桡侧面）探头位置；（b）冠状切面扫查第2掌指关节（桡侧面）超声图像；（c）冠状切面扫查第5掌指关节（尺侧面）探头位置；（d）冠状切面扫查第5掌指关节（尺侧面）超声图像。cl 侧副韧带，mc 掌骨，pp 近节指骨，Pr 近侧，Di 远侧

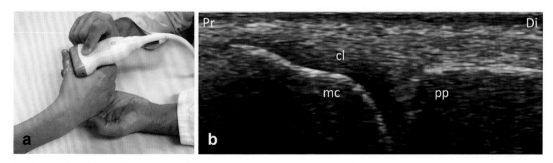

图6-25 拇指尺侧副韧带
（a）纵切面检查探头位置；（b）纵切面超声图像。cl 侧副韧带，mc 掌骨，pp 近节指骨，Pr 近侧，Di 远侧

超声可以很好地显示和评估掌骨头表面的关节软骨（图6-26）。无回声的关节软骨覆盖掌骨头和指骨底部。但位于指骨底部的关节软骨由于缺乏声窗超声很难全面评估。掌指关节完全屈曲时，即握拳时，有助于显示和评估掌骨头处的关节软骨[23]。关节软骨表面的软骨界面征表现为位于软骨外侧表面的线状强回声，评估此征象时需与痛风的双轨征鉴别（见第7章）。

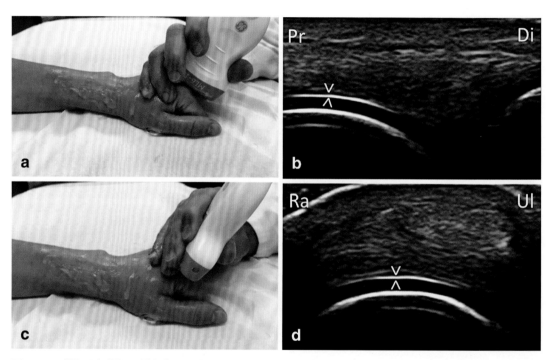

图 6-26　纵切面与横切面检查掌骨头处的关节软骨
（a）纵切面检查探头位置；（b）纵切面超声图像；（c）横切面检查探头位置；（d）横切面超声图像。箭头 软骨 – 滑膜界面，Di 远侧，Pr 近侧，Ul 尺侧，Ra 桡侧

第五节　手指掌侧面

指浅屈肌腱和指深屈肌腱经过掌指关节进入手指的指屈肌腱腱鞘，超声检查时应注意对这两个肌腱进行识别。指浅屈肌腱在近节指骨的近侧 1/3 段分成两束（图 6-27），此两束先是包绕指深肌腱继而在指深肌腱深方汇合，最后止于中节指骨的近 1/2 段。指深屈肌腱经过分开的指浅屈肌腱，最后止于远节指骨底部。环状滑车为指屈肌腱腱鞘上局部增厚的纤维带，分别位于 5 个部位（A1 ～ A5）。超声可显示 A1 滑车，表现为一非常薄的高回声纤维组织带，周边可见低回声或无回声环，覆盖掌指关节处的指屈肌腱和掌

板（图 6-28）。在横切面上，活动手指时，有助于对指浅屈肌腱和指深屈肌腱的鉴别。指屈肌腱在近节指骨处紧邻指骨骨质，在手指屈曲时，可被 A2 滑车固定在原位。A2 滑车在超声上表现与 A1 滑车相似，位于近节指骨的近侧 1/3 段[24]。交叉滑车（C1 ～ C3 滑车）为位于环状滑车之间的纤维束，一般情况下超声难以显示[25]。

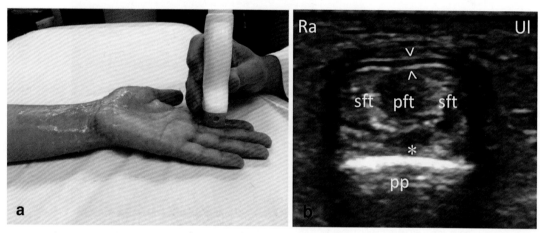

图 6-27 于近节指骨近 1/3 处横切面显示指浅屈肌腱
（a）横切面探头位置；（b）横切面超声图像。pft 指深屈肌腱，pp 近节指骨，sft 指浅屈肌腱，* 掌板，箭头 腱鞘，Ra 桡侧，UI 尺侧

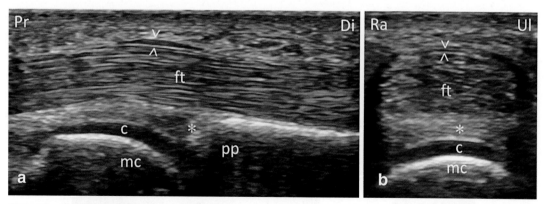

图 6-28 纵切面与横切面检查 A1 环状滑车
（a）纵切面超声图像；（b）横切面超声图像。c 透明软骨，ft 指屈肌腱，mc 掌骨，pp 近节指骨，箭头 A1 滑车，* 掌板，Pr 近侧，Di 远侧，Ra 桡侧，UI 尺侧

第六节　指间关节

　　总的来说，近侧指间关节和远侧指间关节的解剖与掌指关节类似（图 6-29 ～图 6-33），在超声上均可显示其关节囊、掌板、背侧脂肪垫，但与掌指关节比较，这些结构

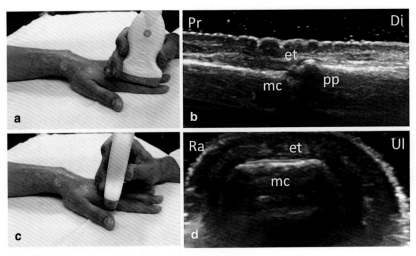

图 6-29　纵切面与横切面检查近侧指间关节背侧

（a）纵切面检查探头位置；（b）纵切面超声图像；（c）横切面检查探头位置；
（d）横切面超声图像。et 指伸肌腱，mc 掌骨，pp 近节指骨，Pr 近侧，Di 远侧，
Ra 桡侧，Ul 尺侧

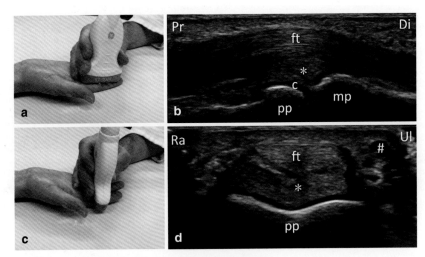

图 6-30　纵切面与横切面检查近侧指间关节掌侧

（a）纵切面检查探头位置；（b）纵切面超声图像；（c）横切面检查探头位置；
（d）横切面超声图像。c 透明软骨，ft 指屈腱，mp 中节指骨，pp 近节指骨，* 掌板，
指动脉，Di 远侧，Pr 近侧，Ra 桡侧，Ul 尺侧

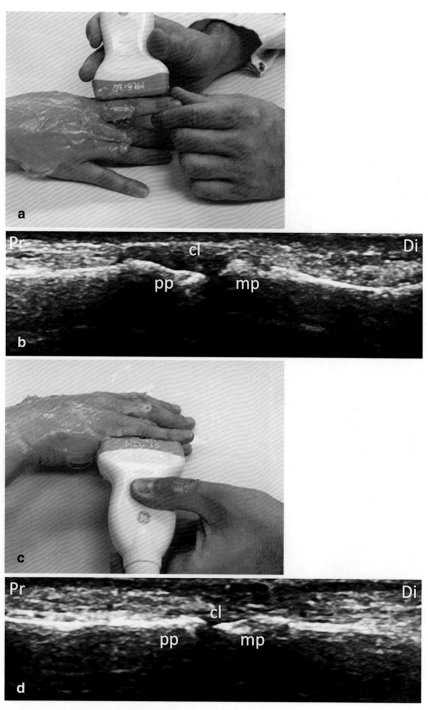

图6-31 近侧指间关节冠状切面检查

（a）第2近侧指间关节冠状切面探头位置；（b）第2近侧指间关节冠状切面超声图像（桡侧面）；（c）第5近侧指间关节冠状切面探头位置（尺侧面）；（d）第5近侧指间关节冠状切面超声图像（尺侧面）。cl 侧副韧带，mp 中节指骨，pp 近节指骨，Pr 近侧，Di 远侧

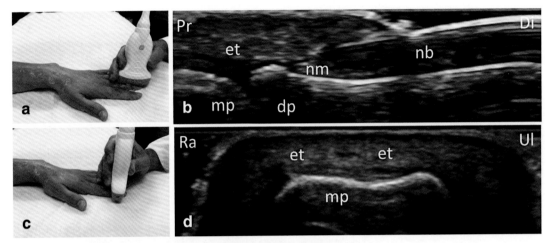

图 6-32　远侧指间关节横切面与纵切面显示指伸肌腱的两个侧束

（a）长轴切面探头位置；（b）长轴切面超声图像；（c）短轴切面探头位置；（d）短轴切面超声图像。dp 远节指骨，et 伸肌腱，mp 中节指骨，nb 甲床，nm 甲基质，Pr 近侧，Di 远侧，Ra 桡侧，Ul 尺侧

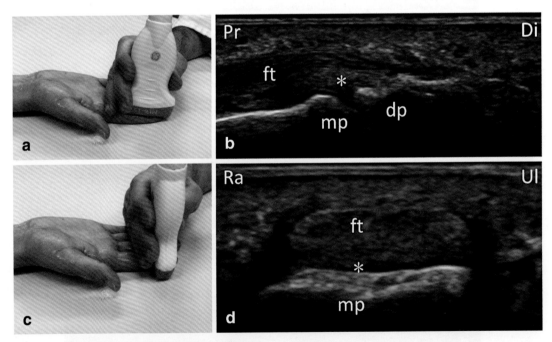

图 6-33　长轴与短轴切面显示远侧指间关节掌侧面

（a）长轴切面探头位置；（b）长轴切面超声图像；（c）短轴切面探头位置。dp 远节指骨，ft 指屈肌腱，mp 中节指骨，* 掌板，Di 远侧，Pr 近侧，Ra 桡侧，Ul 尺侧

更小更薄。特别是在近侧指间关节和远侧指间关节处指伸肌腱更难显示。在矢状切面上超声有时可显示 A4 滑车（位于中节指骨的中部）、A3 滑车和 A5 滑车（分别位于近侧指间关节和远侧指间关节处）[6]。超声还可显示伸肌腱帽，为三角形的纤维结构，位于每一手指近节指骨的背侧，包绕指伸肌腱（或拇指的拇长伸肌腱），并自背侧延伸至相应掌指关节的两个侧面（图 6-34）[26]。

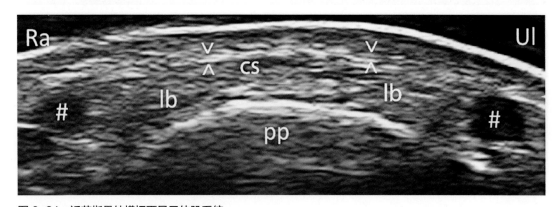

图 6-34　近节指骨处横切面显示伸肌系统

cs 指伸肌腱中央束，lb 指伸肌腱侧束，pp 近节指骨，箭头 横向支持韧带，# 指静脉，Ra 桡侧，Ul 尺侧

第七节　肌肉、血管和神经支配

　　手腕和手指的肌肉、血管和神经支配在很多情况下并不是风湿疾病检查的重点，但在某些情况下需要对这些结构进行检查。手部的掌侧和背侧骨间肌起自掌骨，止于近节指骨，起外展和内收手指的作用。其神经支配来自尺神经深支。手部的 4 个蚓状肌较为特殊，因它们起自肌腱（指深屈肌腱）而不是起自骨，止于相应手指的伸肌腱帽（如第 1 蚓状肌止于第 1 指，第 2、3 蚓状肌止于第 3 指，第 4 蚓状肌止于第 4 指）。这些肌肉的作用为屈曲掌指关节、伸直指间关节，其神经支配分别来自尺神经深支（第 3、4 蚓状肌）和正中神经（第 1、2 蚓状肌）。每个手指的血供主要由两个指动脉供应，并形成一个复杂的由毛细血管和小静脉组成的微血管网络（图 6-30 ～图 6-34）。手指的神经支配来自正中神经、尺神经、桡神经和其相应的分支。关于手指详尽的神经支配就不在此阐述了。最后，超声也可检查皮肤和指甲（甲板、甲基质和甲床），这些结构的病变多见于银屑病关节炎患者（图 6-35）。正常情况下，多普勒超声可以显示甲床内的血流信号，因此，当我们评估甲床区域的血流状况时应予注意。

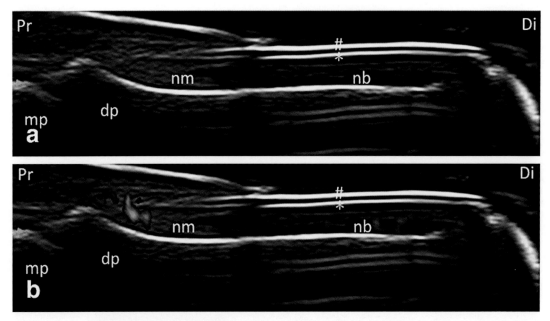

图6-35　长轴切面显示远侧指间关节和甲板

（a）灰阶图像；（b）能量多普勒图像。dp 远节指骨，et 指伸肌腱，mp 中节指骨，nb 甲床，nm 甲基质，* 掌侧甲板，# 背侧甲板，Pr 近侧，Di 远侧

参考文献

1. Filippucci E, Iagnocco A, Meenagh G, Riente L, Delle Sedie A, Bombardiei S, et al. Ultrasound imaging for the rheumatologist II. Ultrasonography of the hand and wrist. Clin Exp Rheumatol. 2006;24:118-122.

2. Mandl P, Benis S, Patonay L, Balint PV. The normal joint. In: D'Agostino MA, Wakefield RJ, editors. Essential applications of ultrasound in rheumatology. Philadelphia: Elsevier; 2010. p. 51-67.

3. Wakefield RJ, Balint PV, Szkudlarek M, Filippucci E, Backhaus M, D'Agostino MA, et al. Musculoskeletal ultrasound including definitions for ultrasonographic pathology. J Rheumatol. 2005;32:2485-2487.

4. Möler I, Janta I, Backhaus M, Ohrndorf S, Bong DA, Martinoli C, et al. The 2017 EULAR standardised procedures for ultrasound imaging in rheumatology. Ann Rheum Dis. 2017;76:1974-1979.

5. Husic R, Lackner A, Stradner MH, Hermann J, Dejaco C. Joint positions matter for ultrasound examination of RA patients-increased power Doppler signal in neutral versus flat position of hands. Rheumatology. 2017;56:1312-1319.

6. Lee JC, Healy JC. Normal sonographic anatomy of the wrist and hand. Radiographics. 2005;25:1577-1590.

7. Irsay L, Mandl P, Balint PV. Pitfalls of gray-scale artifacts. In: D'Agostino MA, Wakefield RJ, editors. Essential applications of ultrasound in rheumatology. Philadelphia: Elsevier; 2010. p. 29-43.

8. Von Schroeder HP, Botte MJ. Anatomy of the extensor tendons of the fingers: variations and multiplicity. J Hand Surg [Am]. 1995;20:27-34.

9. Gonzalez MH, Sohlberg R, Brown A, Weinzweig N. The first dorsal extensor compartment: an anatomic study. J Hand Surg [Am]. 1995;20:657-660.

10. Yuasa K, Kiyoshige Y. Limited surgical treatment of de Quervain's disease: decompression of only the extensor pollicis brevis subcompartment. J Hand Surg [Am]. 1998;23:840-843.

11. Griffith JF, Chan DP, Ho PC, Zhao L, Hung LK, Metreweli C. Sonography of the normal scapholunate ligament and scapholunate joint space. J Clin Ultrasound. 2001;29:223-229.

12. Jacobson JA, Oh E, Propeck T, Jebson PJL, Jamadar DA, Hayes CW. Sonography of the scapholunate ligament in four cadaveric wrists: correlation with MR arthrography and anatomy. Am J Roentgenol. 2002;179:523-527.

13. De Maeseneer M, Marcelis S, Osteaux M, Jager T, Machiels F, Van Roy P. Sonography of a rupture of the tendon of extensor pollicis longus muscle: initial clinical experience and correlation with findings at cadaveric dissection. Am J Roentgenol. 2005;184:175-179.

14. Smith J, Rizzo M, Finnoff JT, Sayeed YA, Michaud J, Martinoli C. Sonographic appearance of the posterior interosseous nerve at the wrist. J Ultrasound Med. 2011;30:1233.

15. Lee KS, Ablove RH, Singh S, De Smet AA, Haaland B, Fine JP. Ultrasound imaging of normal displacement of the extensor carpi ulnaris tendon within the ulnar groove in 12 forearm-wrist positions. Am J Roentgenol. 2009;193:651-655.

16. Filippucci E, Gabba A, Di Geso L, Girolimetti R, Salaffi F, Grassi W. Hand tendon involvement in rheumatoid arthritis: an ultrasound study. Semin Arthritis Rheum. 2012;41:752-760.

17. Silvestri E, Martinoli C, Derchi LE, Bertolotto M, Chiaramondia M, Rosenberg I. Echotexture of peripheral nerves: correlation between US and histologic findings and criteria to differentiate tendons. Radiology. 1995;197:291-296.

18. Gassner EM, Schocke M, Peer S, Schwabegger A, Jaschke W, Bodner G. Persistent median artery in the carpal tunnel: color Doppler ultrasonographic findings. J Ultrasound Med. 2002;21:455-461.

19. Propeck T, Quinn TJ, Jacobson JA, Paulino AF, Habra G, Darian VB. Sonography and MR imaging of bifid median nerve with anatomic and histologic correlation. Am J Roentgenol. 2000;175:1721-1725.

20. Singh I. Variations in the metacarpal bones. J Anat. 1959;93:262-267.

21. Schmidt WA, Schmidt H, Schicke B, Gromnica-Ihle E. Standard reference values for musculoskeletal ultrasonography. Ann Rheum Dis. 2004;63:988-994.

22. Padovano I, Costantino F, Breban M, D'Agostino MA. Prevalence of ultrasound synovial

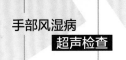

inflammatory findings in healthy subjects. Ann Rheum Dis. 2016;75:1819-1823.

23. Mandl P, Supp G, Baksa G, Radner H, Studenic P, Gyebnar J, et al. Relationship between radiographic joint space narrowing, sonographic cartilage thickness and anatomy in rheumatoid arthritis and control joints. Ann Rheum Dis. 2015;74:2022-2027.

24. Martinoli C, Bianchi S, Nebiolo M, Derchi LE, Garcia JF. Sonographic evaluation of digital annular pulley tears. Skelet Radiol. 2000;29:387-391.

25. Hauger O, Chung CB, Lektrakul N, Botte MJ, Trudell D, Boutin RD, Resnick D. Pulley system in the fingers: normal anatomy and simulated lesions in cadavers at MR imaging, CT, and US with and without contrast material distention of the tendon sheath. Radiology. 2000;217:201-212.

26. Kichouh M, Vanhoenacker F, Jager T, Van Roy P, Pouders C, Marcelis S, Van Hedent E, De Mey J. Functional anatomy of the dorsal hood or the hand: correlation of ultrasound and MR findings with cadaveric dissection. Eur Radiol. 2009;19:1849-1856.

超声病理学：病变表现（关节内与关节周围）

Emilio Filippucci, Peter Mandl, Peter Vince Balint, and Walter Grassi

E. Filippucci, M.D., PhD. · W. Grassi, M.D.

Clinica Reumatologica, Università Politecnica delle Marche, Ospedale "C. Urbani", Ancona, Italy

e-mail: emilio_filippucci@yahoo.it; walter.grassi@univpm.it

P. Mandl, M.D., PhD.

Division of Rheumatology, Department of Internal Medicine III, Medical University of Vienna, Vienna, Austria

e-mail: peter.mandl@meduniwien.ac.at

P. V. Balint, M.D., PhD., FRCP.

3rd Rheumatology Department, National Institute of Rheumatology and Physiotherapy, Budapest, Hungary

e-mail: pvbalint@gmail.com

©Springer International Publishing AG, part of Springer Nature 2018

P. V. Balint, P. Mandl (eds.), *Ultrasonography of the Hand in Rheumatology*, https://doi.org/10.1007/978-3-319-74207-6_7

第一节　滑膜增生与积液

腕部和手部小关节的滑膜炎为超声最易显示的病变。关节腔内积液表现为关节囊内的无回声或低回声区域。积液的存在有助于对关节囊的显示，而关节腔内无积液时，则较难显示较小关节的关节囊（图7-1）。关节腔内的积液一般不能被压缩，但可以被挤压而移位，除非关节囊内存在较高的压力。关节内的增生滑膜则不能被压缩，亦不能被挤压而移位。超声上，类风湿关节炎的增生滑膜可以显示为低回声或高回声。与表现为高回声的增生滑膜相比，低回声和渗出性的增生滑膜多伴有滑膜腔积液，在灰阶超声上更有可能为活动期

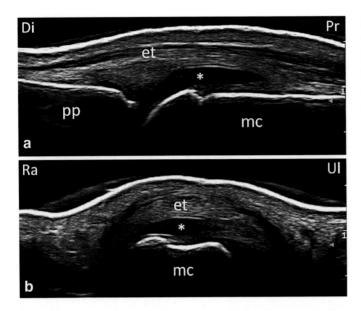

图 7-1　掌指关节背侧面

长轴（a）与短轴；（b）切面检查。早期类风湿关节炎的渗出性滑膜炎。关节腔扩张由于其内异常积液增多（星号）。et 指伸肌腱，mc 掌骨头，pp 近节指骨，Di 远侧，Pr 近侧，Ra 桡侧，Ul 尺侧

的滑膜炎，但需活检检查以进一步诊断。增生滑膜有时很难与正常结缔组织相鉴别，因其在超声上表现非常相似，而增多的滑膜腔积液则有助于鉴别（图 7-2）。与正常结缔组织相比，增生滑膜的回声常不均匀，尤其是在滑膜炎有晶体沉积（图 7-3、图 7-4）或化脓性关节炎时（图 7-5）。在较小关节，有时更难鉴别滑膜增生与正常的解剖结构，但如能很好地了解局部的解剖则有助于鉴别（图 7-6）。肌腱和韧带在超声上可以出现各向异性伪像，其产生与声束方向的不同有关，可利用此伪像鉴别肌腱、韧带与周围的组织结构。目前已有多个半定量分级标准来对某一病理改变进行分级或进行综合评分[1]。研究显示，基于较小数

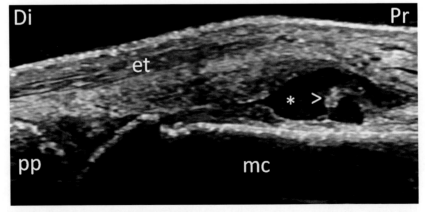

图 7-2　掌指关节背侧纵切面，滑膜炎

关节腔扩张由于积液（*）与滑膜增生（箭头）。et 指伸肌腱，mc 掌骨头，pp 近节指骨，Di 远侧，Pr 近侧

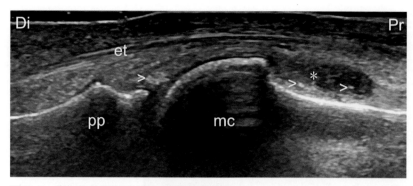

图 7-3 掌指关节背侧纵切面，痛风性滑膜炎
由于关节腔积液与滑膜增生（星号）导致关节腔扩张。增生滑膜内可见点状强回声（箭头），为尿酸盐沉积。et 指伸肌腱，mc 掌骨头，pp 近节指骨，Di 远侧，Pr 近侧

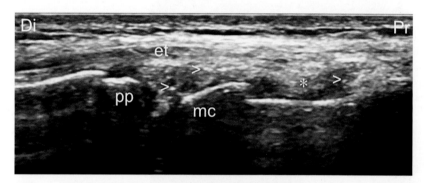

图 7-4 掌指关节背侧纵切面，二水焦磷酸钙沉积性滑膜炎
由于关节腔积液与滑膜增生（星号）导致关节腔扩张。增生滑膜内可见点状强回声（箭头），为二水焦磷酸钙沉积所致沉积。et 指伸肌腱，mc 掌骨头，pp 近节指骨，Di 远侧，Pr 近侧

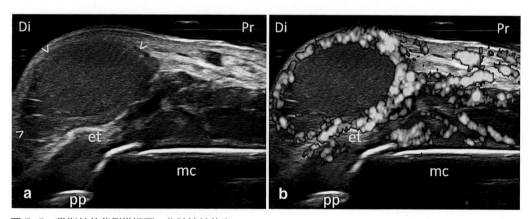

图 7-5 掌指关节背侧纵切面，化脓性关节炎
灰阶（a）与能量多普勒超声（b）图像箭头所指为脓性积液，周边可见多普勒信号包绕。et 指伸肌腱，mc 掌骨头，pp 近节指骨，Di 远侧，Pr 近侧

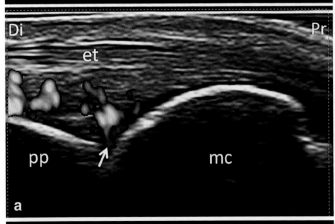

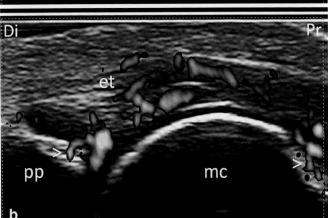

图 7-6　类风湿关节患者

第 2（a）、第 3 掌指关节（b）背侧纵切面。关节损害的不同表现。（a）关节软骨完全再吸收及活动性血管翳附着在软骨下骨（箭）。（b）活动性血管翳破坏近节指骨底部和掌骨头的裸区（箭头），仍可见掌骨头的关节软骨。et 指伸肌腱，mc 掌骨头，pp 近节指骨，Di 远侧，Pr 近侧

目关节的评分系统与较大数目关节的评分系统相比，具有相同甚至更好的评估效果[2]。在灰阶超声上对滑膜体积或厚度进行定量测量的评估方法因可行性差而未被广泛应用。一些研究主张仅扫查手部小关节的某些特定部位。他们认为，这些部位可以较好地在灰阶超声和多普勒超声上检测出滑膜炎，或者是由于这些部位更易于被累及[3-6]。因此，他们制定的检查流程中仅对关节的这些特定部位进行检查（如仅检查关节的背侧面或掌面）。少数研究探索了滑膜炎在同一关节两侧面的分布情况，结果显示，在掌指关节和近侧指间关节，位于关节桡侧面的滑膜炎较为显著[4, 5]。然而，如有可能，还是应该对关节进行全面检查，以免低估关节腔积液和／或滑膜增生。

　　关节内彩色或能量多普勒血流信号的检出可提示局部正常血管的扩张或新生血管生成、充血、吻合、分流、关节内血管网密度增加不伴有新生血管或为上述因素共同作用的结果[7, 8]。多普勒信号，不管是彩色还是能量多普勒，其应用的目的为鉴别活动期的炎性滑膜与非活动期的血管翳、纤维组织和关节内组织碎屑（图 7-7）。但有研究显示，7% 的正常掌指关节腔内亦可探及血流信号[9]。由于受到不同超声仪器设置、超声伪像的影响，以及缺

乏关节血流信号分布的位置信息，血流信号评估的客观性有待商榷，此为评估手部小关节血流信号的局限性。最新的高分辨率超声仪器由于显示血流的敏感性增加，因此可检测出关节内生理状态下存在的血流，这是老版本的仪器所不能做到的（图7-8）。仪器的发展使得对以往将关节内检测出血流信号认为是病理状态的观念提出了质疑。对小关节内的血流丰富程度亦采用了二分法和半定量的分级方法。除此之外，还出现了其他的定量方法，如计算像素、搏动指数和阻力指数、应用造影剂[10,11]。尽管半定量和定量方法相关良好，半定量方法的应用还是有一定限制，尤其是在多普勒信号像素值接近不同分级之间的临界值

图7-7　掌指关节背侧纵切面
纵切面（a）与横切面（b）检查早期类风湿关节炎的渗出性滑膜炎。关节腔扩张由于关节腔内异常增多的滑液（星号），周边可见多普勒血流信号。箭头所指为充血的滋养血管。et 指伸肌腱，mc 掌骨头，pp 近节指骨，Di 远侧，Pr 近侧

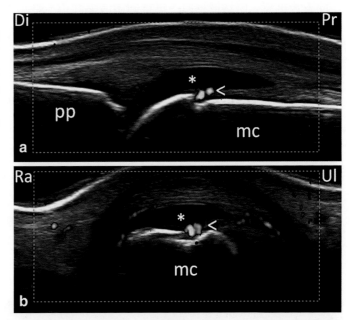

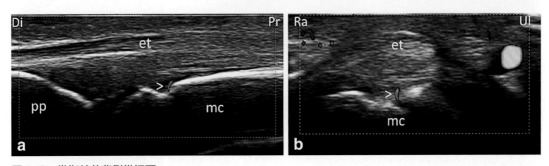

图7-8　掌指关节背侧纵切面
纵切面（a）与横切面（b）检查。正常人受试者。箭头为一滋养血管的能量多普勒血流信号。et 指伸肌腱，pp 近节指骨，mc 掌骨头，Di 远侧，Pr 近侧，Ra 桡侧，Ul 尺侧

时。滑膜腔积液内一般无血流信号，但有时也能显示出血流信号。错误多普勒血流信号的产生可以由于探头加压或关节移动时引起关节内的液体流动所致，为多普勒信号伪像；也可能出现以下情况：即一个结构（多为滑膜增生）在灰阶超声并未显示，但在多普勒上可以显示血流信号，其原因为切面厚度伪像或不恰当的聚焦位置或增益。

第二节　腱鞘炎和肌腱损伤

超声可用于检测各种类风湿疾病所致的肌腱病变，尤其是可以进行动态超声检查，这对正确诊断至关重要。腱鞘炎的超声表现可参考 OMERACT 的定义，如在两个相互垂直的切面上均可显示腱鞘壁增厚，呈低回声或无回声，腱鞘内可见积液或无明显积液；腱鞘内有时可见血流信号[13, 14]（图 7-9）。应了解肌腱的解剖结构，这对评估腱鞘炎、解读腱鞘内的血流信号、是否累及肌腱本身至关重要。多条胶原原纤维组成胶原纤维，多条胶原纤组形成纤维束，胶原纤维之间有疏松结缔组织相间隔，称为腱内膜。多条纤维束形成肌腱，周围被肌腱外膜包绕。肌腱周围如无腱鞘，则为腱围组织，或称为假腱鞘，亦可发生类似的炎症病变，称为腱围炎[15]（图 7-10、图 7-11）。

由于肌腱的神经血管供应特点，腱鞘炎时，多普勒血流信号可出现在腱鞘上，而不是肌腱本身内，因正常肌腱仅能从腱系膜、肌-腱移行处、肌腱-骨连接处、周边的一些结缔组织如腱围和腱纽获取有限的血供。在肌腱炎或肌腱内部机械损伤时，肌腱可表现为内部纤维状结构消失、肌腱增粗或无明显增粗、肌腱部分断裂或完全断裂、断端之间可见低回声或无回声区域充填。另外，肌腱内部由于新生血管生成，肌腱内部可见血流信号（图

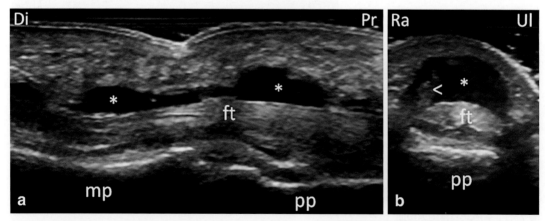

图 7-9　近侧指间关节掌侧面显示指屈肌腱长轴与短轴切面。银屑病患者指屈肌腱渗出性滑膜炎
超声显示指屈肌腱腱鞘扩张，内为无回声。箭头所指区域为小范围的增生滑膜。ft 指屈肌腱，mp 中节指骨，pp 近节指骨，Di 远侧，Pr 近侧，Ra 桡侧，Ul 尺侧

图 7-10　掌指关节背侧

纵切面（a）与横切面（b）检查。银屑病性关节炎箭头所指为指伸肌腱周围的能量多普勒血流信号。mc 掌骨头，pp 近节指骨，Di 远侧，Pr 近侧，Ul 尺侧，Ra 桡侧

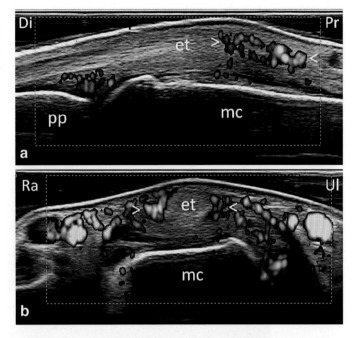

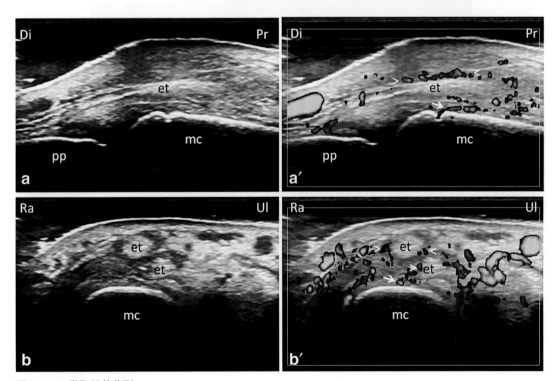

图 7-11　掌指关节背侧

纵切面（a, a'）与横切面（b, b'）检查。银屑病关节炎患者，指伸肌腱的腱围炎（箭头）。箭所指为一滋养血管。et 指伸肌腱，mc 掌骨头，pp 近节指骨，Di 远侧，Pr 近侧，Ra 桡侧，Ul 尺侧

7-12）。严重的肌腱断裂时，断端可回缩，此时需进行动态超声检查以发现病变。伸肌腱部分或完全撕裂常发生在肌腱慢性损伤的基础上，超声也可显示此类病变。

A1 滑车弥漫性或结节状增厚伴血流信号增多为超声诊断扳机指的重要特征（图 7-13）。滑车表面形成切迹、指屈肌腱的肌腱病、腱鞘炎、无腱鞘炎时腱鞘憩室样囊性变以及累及掌指关节，均为此病的伴发征象[16, 17]。

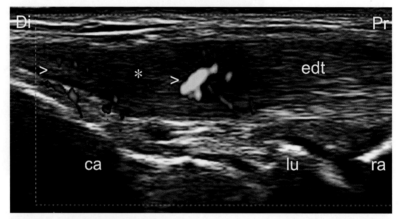

图 7-12　腕背侧正中长轴切面
指伸肌腱的肌腱炎，可见肌腱回声减低（星号）伴肌腱内能量多普勒血流信号（箭头）。edt 指伸肌腱，ca 头骨，lu 月骨，ra 桡骨，Di 远侧，Pr 近侧

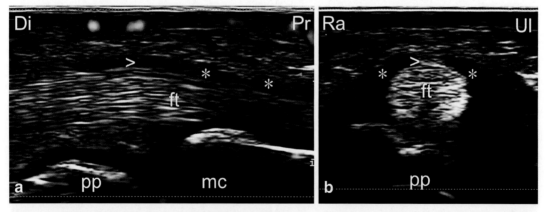

图 7-13　掌指关节掌侧纵切面（a）与横切面（b）检查
扳机指（箭头）时，可见指屈肌腱腱鞘炎（星号）伴 A1 滑车结节样增厚和血流信号增多。ft 指屈肌腱，mc 掌骨头，pp 近节指骨，Di 远侧，Pr 近侧，Ra 桡侧，Ul 尺侧

第三节　指（趾）炎

指（趾）炎，亦称"香肠样"指，为血清阴性脊柱关节病尤其是银屑病的特殊表现。关于指（趾）炎的定义以及该病的超声表现目前仍存在争议。以往都认为，指（趾）的香肠样改变是由于同时出现的指屈肌腱腱鞘炎和掌指关节炎、跖趾关节炎或指（趾）间关节炎所致。然而，最近的超声和 MRI 研究显示指（趾）炎是由于指（趾）屈肌腱腱鞘炎和周围组织显著增厚（皮下组织水肿）以及不同程度的小关节滑膜炎所致。亦有研究认为，病变可同时累及指（趾）伸肌腱（图 7-14、图 7-15）[18]。

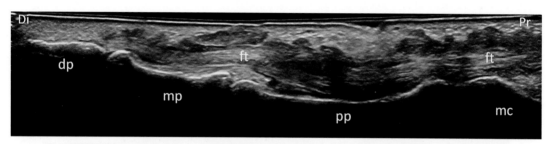

图 7-14　银屑病关节炎患者，指炎，手指掌侧面纵切面扩展成像显示指屈肌腱腱鞘炎
dp 远节指骨，ft 指屈肌腱，mc 掌骨头，mp 中节指骨，pp 近节指骨，Di 远侧，Pr 近侧

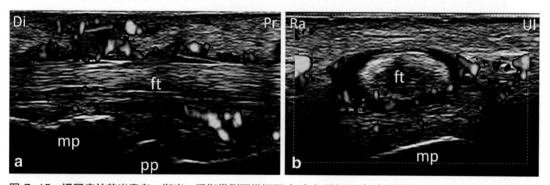

图 7-15　银屑病关节炎患者，指炎，手指掌侧面纵切面（a）与横切面（b）检查显示指屈肌腱周围腱鞘滑膜组织内的能量多普勒血流信号
ft 指屈肌腱，mp 中节指骨，pp 近节指骨，Di 远侧，Pr 近侧，Ra 桡侧，Ul 尺侧

第四节　末端炎

超声可用于检查末端炎，其主要应用于脊柱关节病患者。尽管手部有多个末端区域，但并不是常规超声检查的内容。研究显示，末端炎可能为脊柱关节病的原发病灶，而位于

邻近不同部位的滑膜炎（关节、腱鞘或滑囊）则为末端炎的继发表现[18-23]。在指（趾）炎，末端炎可发生于多个"功能性末端区"，这些区域为指屈肌腱周围的支持带或滑车部位[19]。这些"功能性末端区"常含有纤维软骨成分，具有减轻压力和剪切应变的作用。研究发现，远侧指间关节的关节囊和指伸肌腱远侧止点与指甲复合体密切连接，甲床的背侧、掌侧和侧面都有来自腱末端的纤维包绕，提示指甲为末端区这个器官必不可少的一部分[22]（图7-16）。"固定"机制是指纤维将甲板固定在其底部的骨膜上，而骨膜则被紧紧地固定在指伸肌腱上[23]。银屑病累及指甲时，早期可表现为指甲的腹侧甲板高回声边界不清，晚期表现为指甲的腹侧和背侧甲板增厚、融合、两个甲板之间的无回声区域消失、指伸肌腱内的血流信号增多、除甲板和甲床外其他被累及的组织增厚。银屑病时，超声不仅可以检查末端区及指甲，也可以检查皮肤包括银屑病斑块。

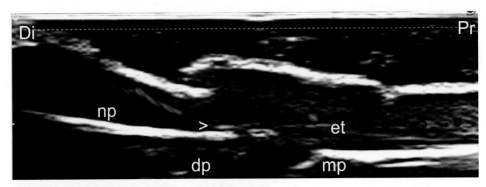

图7-16　远侧指间关节背侧纵切面，银屑病累及指甲
于指伸肌腱周围和肌腱于远节指骨止点处可见能量多普勒血流信号（箭头），提示末端炎。mp 中节指骨，dp 远节指骨，et 指伸肌腱，Di 远侧，Pr 近侧

第五节　软骨破坏、骨侵蚀和骨赘

炎症病变可以导致结构破坏，尽管其发生率和进展速度在不同的关节炎中有所不同。关节破坏时一般的规律为先是软骨破坏，接下来为软骨下骨不规则改变，病变逐渐加深即成为骨侵蚀，最后发生错位和半脱位（图7-17）。软骨破坏首先为软骨基质的破坏，导致炎性滑膜组织易于附着在软骨上；继而使软骨－滑膜边界破坏（图7-18），炎性活动期血管翳组织侵及透明软骨（图7-19）[24, 25]。

滑膜炎时，灰阶超声可见早期骨侵蚀病变（图7-20），且在很多情况下，超声上可显示侵蚀性血管翳与骨侵蚀病变（图7-21、图7-22）的密切关系[26]。骨侵蚀病变显示为骨皮质的连续中断，且需至少在两个相互垂直的切面上均能显示。类风湿关节炎时，在手腕部，

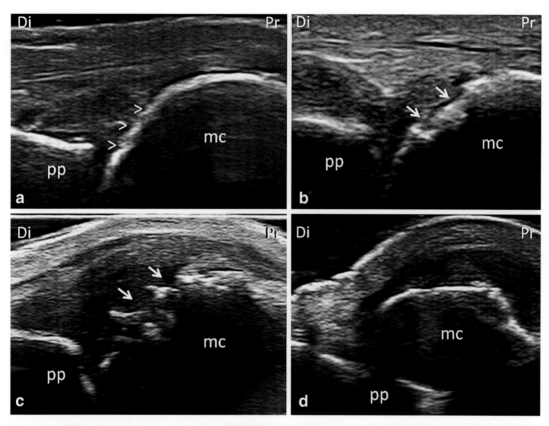

图7-17　掌指关节背侧纵切面，关节损伤不同程度

（a）关节软骨完全被吸收，软骨下骨开始出现不规则改变（箭头）；（b）软骨下骨侵蚀（箭）；（c）广泛的软骨下骨侵蚀（箭）；（d）掌骨头向背侧脱位。et 指伸肌腱，mc 掌骨头，pp 近节指骨，Di 远侧，Pr 近侧

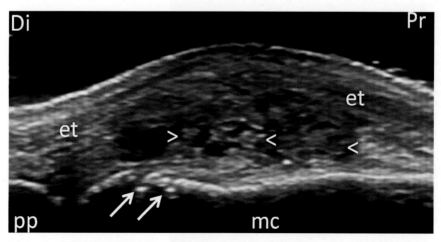

图7-18　掌指关节背侧纵切面，类风湿关节炎的增生性滑膜炎

关节腔扩张主要是由于滑膜增生所致（箭头）。箭所指为骨皮质非常小的破损病灶，为骨侵蚀病变的早期征象。et 指伸肌腱，mc 掌骨，pp 近节指骨，Di 远侧，Pr 近侧

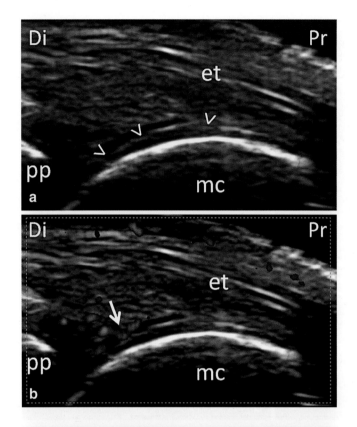

图 7-19　掌指关节背侧纵切面，类风湿关节炎

灰阶（a）与能量多普勒（b）超声图像。箭头所指为软骨 – 滑膜边界处的破损灶。箭所指为附着在软骨表面的炎性滑膜组织。et 指伸肌腱，mc 掌骨头，pp 近节指骨，Di 远侧，Pr 近侧

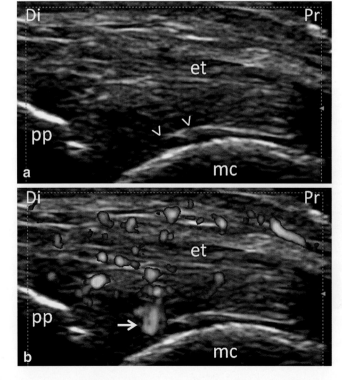

图 7-20　掌指关节背侧纵切面，类风湿关节炎

灰阶（a）与能量多普勒（b）超声图像。箭头所指为软骨 – 滑膜边界处的破损灶。箭所指为炎性血管翳组织破坏掌骨头的关节软骨。et 指伸肌腱，mc 掌骨头，pp 近节指骨，Di 远侧，Pr 近侧

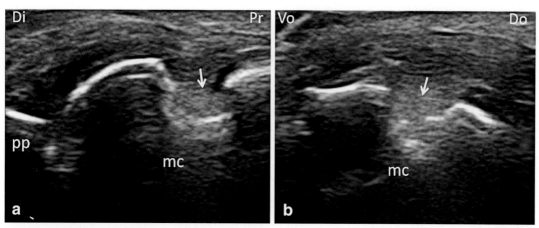

图 7-21　掌指关节外侧面纵切（a）与横切（b）检查
类风湿关节炎
箭所指为位于掌骨头外侧面骨侵蚀病灶内的类风湿纤维性血管翳。mc 掌骨头，pp 近节指骨，Di 远侧，Pr 近侧，Do 背侧，Vo 掌侧

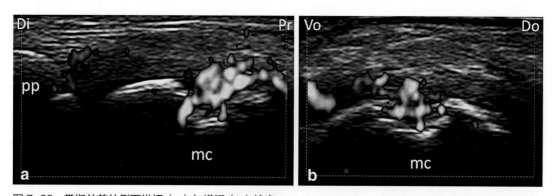

图 7-22　掌指关节外侧面纵切（a）与横切（b）检查
显示类风湿关节炎的炎性血管翳组织侵蚀掌骨头的外侧面，其内可见能量多普勒血流信号。mc 掌骨头，pp 近节指骨，Di 远侧，Pr 近侧，Do 背侧，Vo 掌侧

骨侵蚀病变常位于第 2 和第 5 掌骨头的背侧和外侧以及尺骨茎突[27]。有学者认为，由于炎症病变容易累及桡侧副韧带，导致骨侵蚀主要发生在第 2、3、4 掌骨头的桡侧，而不是第 5 掌骨头，因此建议除对关节背侧进行检查外，需注重对关节侧面的检查，以免漏诊骨侵蚀病变[28, 29]。痛风所致的骨侵蚀在 X 线上的特征表现为边界清楚的穿凿样骨质缺损伴周缘翘起[30]。在痛风患者，超声比常规 X 线检查能更敏感地显示骨侵蚀病变[31]。这些骨侵蚀病变通常位于第 1 掌骨头和掌指关节的内侧。痛风的骨侵蚀病灶多为多灶性，也可以位于关节外[30]。对比研究显示，尽管银屑病性关节炎和类风湿性关节炎的骨侵蚀病变在超声上表现类似，位于某些特定关节的较大骨侵蚀病灶，尤其是位于第 2、5 掌指关节、第 5 跖趾关节

和尺骨远端的骨侵蚀病灶，对于诊断类风湿性关节炎具有较高的特异性和预测性[32]。银屑病性骨侵蚀主要位于末端区。典型表现为鼠耳状和中心部侵蚀，晚期可见笔套状关节损坏，累及骨的两端，病变发展还可出现远侧指间关节毁损。由于骨膜炎和末端炎，银屑病患者的骨不规则改变较其他关节炎更为常见[33]。类风湿关节炎的关节破坏最终可导致关节错位，包括半脱位和典型的畸形如鹅颈畸形和纽孔畸形（图7-23）。

对于手部的骨性关节炎，通常需要检查手的小关节，尤其是近侧和远侧指间关节，有时也需要检查掌指关节。手部骨性关节炎有一些特征性的病理表现，包括滑膜、软骨和骨的病变。滑膜炎的表现与类风湿或银屑病性关节炎的表现类似（图7-24）。骨的病变包括骨侵蚀（如典型的海鸥征或海鸥翅中心侵蚀表现）和骨赘，其中骨赘为手骨性关节炎的特征表现（图7-25、图7-26）[33]。由于超声较X线检查可以更敏感地显示骨侵蚀病变，因此可用于对侵蚀性骨性关节炎和非侵蚀性骨性关节炎的鉴别。由于在骨赘存在时评估骨侵蚀病变较为困难，且评估结果差异较大，因此起初的OA超声评估系统并未包括骨侵蚀病变[34]。软骨的改变包括关节软骨非对称性变薄，内部正常低回声消失，软骨边界模糊或不清。由于超声评估手骨性关节炎关节软骨的可靠性尚低，因此尚未将超声列入评估手段[35]。

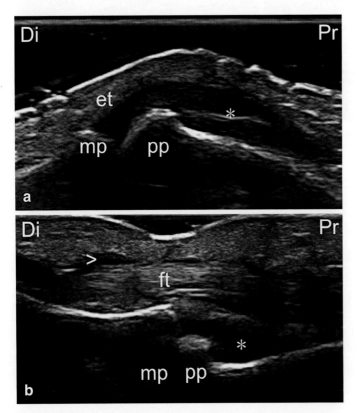

图7-23　近侧指间关节背侧（a）与掌侧（b）纵切面检查

类风湿关节炎的鹅颈畸形。关节腔扩张主要是由于关节腔积液与滑膜增生（星号）。指屈肌腱腱鞘炎（箭头）。et指伸肌腱，ft指屈肌腱，mp中节指骨，pp近节指骨，Di远侧，Pr近侧

图 7-24　大鱼际掌侧纵切面。右侧（a）与左侧（b）比较，掌腕关节骨性关节炎

箭头所指为骨赘。（a）在优势手显示关节腔显著扩张（箭所指为远侧和近侧关节隐窝）；（b）无症状的对侧。Mc 掌骨头，tr 大多角骨，Di 远侧，Pr 近侧

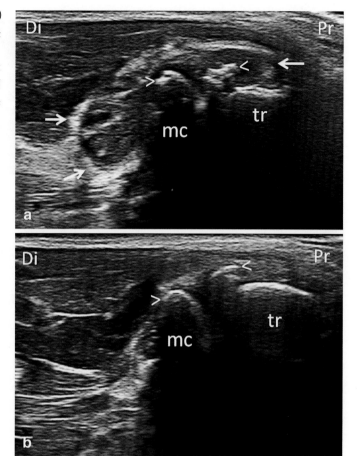

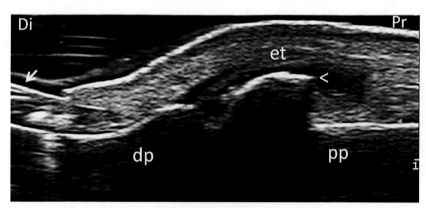

图 7-25　拇指指间关节背侧纵切面，骨性关节炎

箭头所指为位于近侧指骨头的一个较明显骨赘。箭所指为甲板。dp 远节指骨，et 指伸肌腱，pp 近节指骨，Di 远侧，Pr 近侧

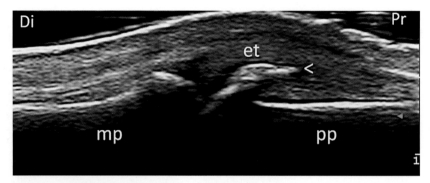

图 7-26　近侧指间关节背侧纵切面，骨性关节炎
箭头所指为位于近侧指骨头的一个较明显骨赘。et 指伸肌腱，mp 中节指骨，pp 近节
指骨，Di 远侧，Pr 近侧

第六节　晶体沉积与痛风

　　晶体沉积性关节病，如痛风、二水焦磷酸钙沉积病（calcium pyrophosphate deposition
disease，CPPD）、羟磷灰石沉积病（hydroxyapatite deposition disease）均可累及滑膜、关节软骨、
骨和软组织病变[36]。痛风时，滑膜炎的特征为增生的滑膜和关节腔积液内可见多发点状强回
声，为尿酸单钠沉积所致（图 7-3）。痛风石可表现为关节周围不均质的低回声或高回声结节，
其周边常可见低回声晕环，为水肿、血流丰富的软组织所形成（图 7-27、图 7-28）。痛风石
常见于关节外，尤其是肌腱内部或肌腱周围（图 7-29）。双轨征表现为位于关节软骨浅侧
边界的线状强回声。一些研究结果表明，此征象为诊断痛风较为特异的征象（图 7-30）。
此征象需与软骨表面界面征相鉴别。软骨表面界面征只出现在当声束垂直于软骨表面时，
因此当动态扫查时，如声束不垂直于软骨表面时，此征象可消失（图 7-31）[37]。

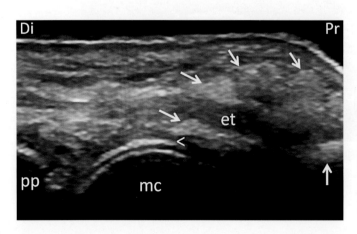

图 7-27　掌指关节背侧纵切面检查
痛风。箭所指为痛风石，使局部的指伸
肌腱及其深方的掌骨显示不清。箭头所
指为双轨征，为软骨 – 滑膜界面的强
回声带，为尿酸盐沉积在关节软骨表面
所致。et 指伸肌腱，mc 掌骨头，pp 近
节指骨，Di 远侧，Pr 近侧

图7-28 掌指关节背侧纵切面，痛风

箭头所指为痛风石，使局部的指伸肌腱显示不清。星号所示为一大的骨侵蚀病灶。et 指伸肌腱，mc 掌骨头，pp 近节指骨，Di 远侧，Pr 近侧

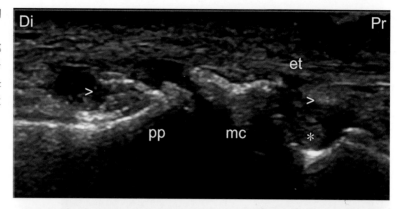

图7-29 掌指关节背侧纵切面

痛风，继发于巨噬细胞活化综合征。箭头所指为指伸肌腱浅侧的较大痛风石。mc 掌骨头，pp 近节指骨，Di 远侧，Pr 近侧

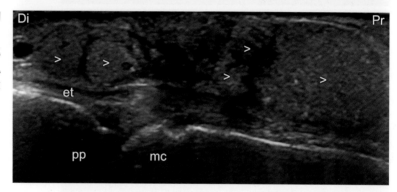

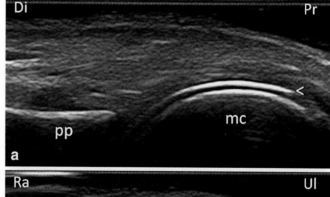

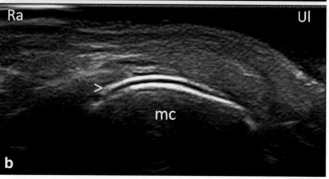

图7-30 掌指关节背侧纵切面（a）与横切面（b）

痛风。箭头所指为双轨征，为软骨－滑膜界面的强回声带，为尿酸盐沉积在关节软骨表面所致。mc 掌骨头，pp 近节指骨，Di 远侧，Pr 近侧，Ra 桡侧，Ul 尺侧

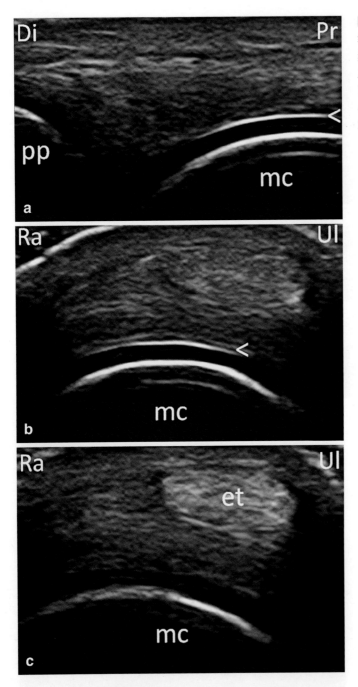

图 7-31 健康受试者的掌指关节背侧
纵切面（a）与横切面（b，c）线阵探头，频率为 22 MHz。图 a 与 b 软骨 – 滑膜之间的界面（箭头）仅在声束垂直于界面的时候才显示。而在图 c 中则未出现。et 指伸肌腱，mc 掌骨头，pp 近节指骨，Di 远侧，Pr 近侧，Ra 桡侧，Ul 尺侧

　　CPPD 时，二水焦磷酸钙晶体沉积在超声上可表现为关节软骨内部的强回声带，并平行于软骨表面，或表现为小点状强回声（多见于纤维软骨和肌腱内）；或为滑囊内、关节隐窝内均匀的强回声结节或椭圆形沉积灶[38]（图 7-4、图 7-32）。在腕部，二水焦磷酸钙晶体常沉积在三角纤维软骨复合体内。常规 X 线检查可显示此处晶体沉积，或显示位于尺侧腕伸肌腱旁（图 7-33、图 7-34）。

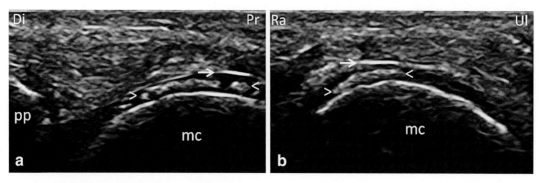

图 7-32　掌指关节背侧纵切面（a）与横切面（b）
二水焦磷酸钙沉积症。箭头显示晶体沉积在掌骨头透明软骨内部。箭所指为软骨 – 滑膜界面，只出现在声束与软骨表面垂直时。mc 掌骨头，pp 近节指骨，Di 远侧，Pr 近侧，Ra 桡侧，Ul 尺侧

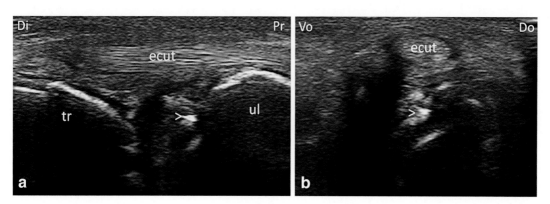

图 7-33　腕尺侧纵切面和横切面显示三角纤维软骨复合物。二水焦磷酸钙沉积症。箭头所指为晶体沉积在纤维软骨内
ecut 尺侧腕伸肌腱，tr 三角骨，ul 尺骨，Di 远侧，Do 背侧，Pr 近侧，Vo 掌侧

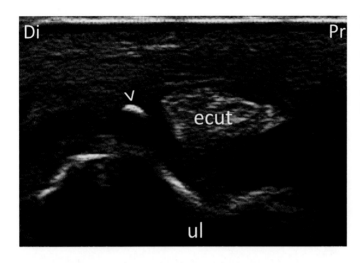

图7-34 腕尺侧横切面，羟磷灰石沉积症

箭头所示为位于腱鞘内的晶体沉积，其后方可见声影遮盖肌腱深方的尺骨。ecut 尺侧腕伸肌腱，ul 尺骨，Di 远侧，Pr 近侧

第七节　腕管综合征

腕管综合征（Carpal tunnel syndrome，CTS）为最常见的周围神经卡压征，亦是类风湿性关节炎最常见的关节外病变[39]。已有大量研究对超声在腕管综合征的诊断价值和超声引导下注射治疗的疗效进行了研究，结果显示超声检查可作为腕管综合征诊断和治疗的重要影像学工具[40]。腕管综合征时，正中神经最明显的病理改变为其横截面积的改变。超声诊断正中神经卡压的标准包括经典的三联征：狭窄前肿胀、狭窄处、狭窄后变扁，其他征象还有腕横韧带向掌侧隆起。还有一些应用较少的测量包括神经的周长、横径与前后径之比[41-43]。在腕管近侧入口处正中神经横截面积增加为腕管内压力增加的最常见、非特异征象（图7-35）。超声也可评估腕管综合征的继发表现，如大鱼际萎缩。当正中神经卡压为单侧发病时，可以进行双侧对比检查（图7-36）。

超声还可用于检查正中神经和腕管内其他结构的病变，如正中神经双支变异、永存正中动脉、腕管内指屈肌腱腱鞘炎、桡腕关节、腕骨间关节滑膜炎、痛风、CPPD 或淀粉样沉积、关节源性囊肿、变异肌肉，或其他占位性病变（图7-35、图7-37、图7-38）。正中神经局部变细（切迹征）也为腕管综合征的一个异常形态学表现，可提示腕管综合征为继发性病变。

图 7-35　腕管掌侧纵切面（a，a′）与横切面（b，c）检查

二水磷酸钙沉积所致腕管综合征。灰阶（a）与能量多普勒（a′，b，c）成像。箭头显示钙盐压迫正中神经，导致腕管近段的正中神经肿胀。能量多普勒显示腕管内正中神经内部与指屈肌腱周围的血流信号。ft 指屈肌腱，lu 月骨，mn 正中神经，r 桡骨，Di 远侧，Pr 近侧，Ra 桡侧，Ul 尺侧

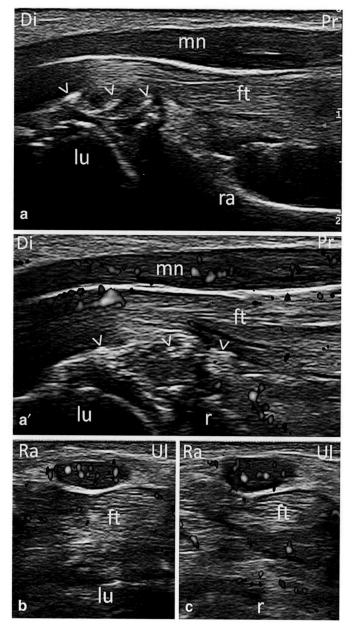

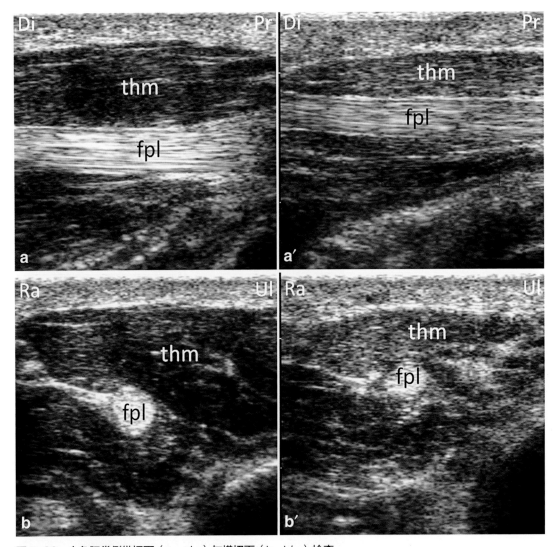

图 7-36　大鱼际掌侧纵切面（a，a′）与横切面（b，b′）检查

右侧（a,b）与左侧（a′，b′）比较显示腕管综合征患者的大鱼际肌肉组织萎缩。fpl 拇长屈肌腱，thm 大鱼际肌肉组织，Di 远侧，Pr 近侧，Ra 桡侧，Ul 尺侧

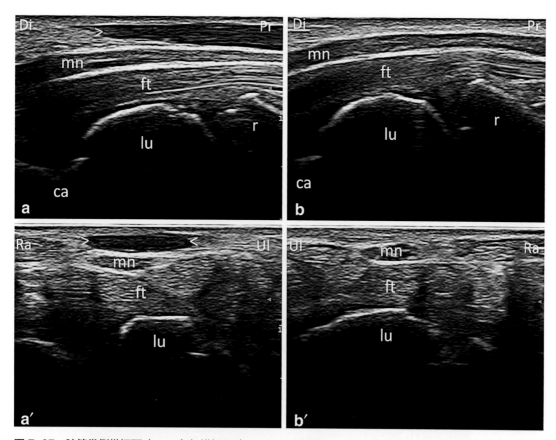

图 7-37　腕管掌侧纵切面（a，b）与横切面（a′，b′）检查

右侧（a，a′）与左侧（b，b′）比较。箭头所指为异常肌肉挤压正中神经。ca 头骨，ft 指屈肌腱，lu 月骨，mn 正中神经，r 桡骨，Di 远侧，Pr 近侧，Ra 桡侧，Ul 尺侧

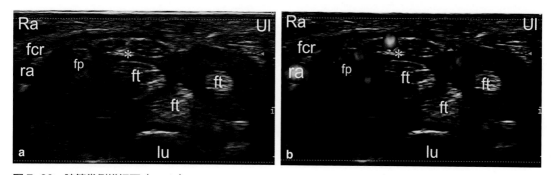

图 7-38　腕管掌侧横切面（a，b）

星号所示为正中神经双支变异（a，b）和永存正中动脉（b）。fcr 桡侧腕屈肌腱，fp 拇长屈肌腱，ft 指屈肌腱，lu 月骨，ra 桡动脉，Ra 桡侧，Ul 尺侧

第八节 结缔组织疾病

手腕部超声检查也可用来评估结缔组织疾病。在缓解型血清阴性对称性滑膜炎伴凹陷性水肿，超声有时可发现腕部和掌骨头处的指伸肌腱和指屈肌腱的腱鞘炎以及关节周围皮下组织增厚改变（图7-39）。对于系统性红斑狼疮患者，超声检查手部时，也有较高的阳性发现，尽管病变的阳性率报道差异较大[44]。Jaccoud 关节病为一慢性关节病变，常伴随系统性红斑狼疮和其他结缔组织疾病发生，常可导致掌指关节发生脱位[45]（图7-40）。

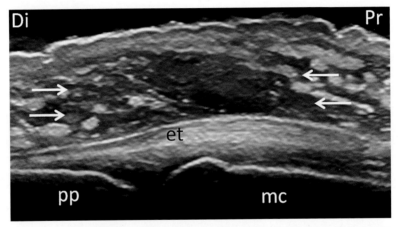

图7-39 掌指关节背侧纵切面，缓解型血清阴性对称性滑膜炎伴凹陷性水肿患者。显示关节周围组织水肿，关节周围皮下组织显著增厚（箭）
et 指伸肌腱，mc 掌骨头，pp 近侧指骨，Di 远侧，Pr 近侧

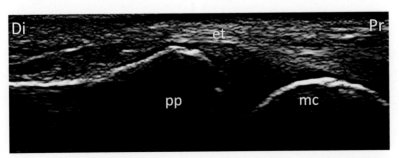

图7-40 掌指关节背侧纵切面。Jaccoud 关节病，显示近侧指骨底部相对于掌骨头的半脱位
et 指伸肌腱，mc 掌骨头，pp 近节指骨，Di 远侧，Pr 近侧

第九节 其他疾病

超声也可用于诊断腕部和手部骨性或外伤或慢性劳损相关的病变，如手舟骨隐性骨折、舟月韧带损伤及（或）进展期塌陷。腕骨骨突（Carpal boss），亦称为驼背腕骨，为第2和（或）第3腕掌关节背侧的骨隆起病变，临床上易被忽视，而超声检查可帮助临床做出诊断（图7-41）。

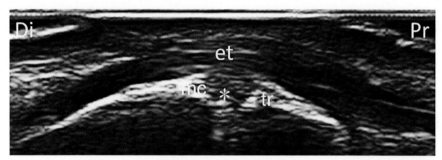

图7-41 第2掌腕关节背侧纵切面。腕骨骨突。显示关节向背侧突出、关节结构失常（星号），骨末端可见骨赘形成，关节软骨完全消失

et 指伸肌腱，mc 掌骨，tr 大多角骨，Di 远侧，Pr 近侧

腱鞘囊肿为手腕部最常见的良性软组织病变，超声上表现为圆形或椭圆形、单房或更为多见的多房囊性无回声或低回声囊肿，邻近关节（如舟月关节）或肌腱腱鞘（如指伸肌腱）（图7-42）[46]。应注意鉴别腱鞘囊肿与手腕部其他肿瘤性病变。通过观察病变的多普勒血流信号、有无包膜、内部回声、回声特征以及随访观察，可有助于鉴别，必要时需进行进一步检查。腱鞘囊肿需与关节腔内的积液鉴别，尽管有时腱鞘囊肿也可以与关节腔相通。当腱鞘囊肿起自腱鞘时，需与腱鞘炎鉴别。

拇指尺侧副韧带自第1掌骨的尺侧向拇指近节指骨的外侧结节斜行走行。超声检查时，可在第1掌指关节尺侧进行纵切检查，之后做横切面检查（图7-43）。此韧带呈外凸状低回声表现，其急性撕裂称为猎人拇指或滑雪者拇指，而慢性撕裂称为Stener病变。慢性撕裂时，韧带的近侧断端明显回缩，并位于拇内收肌腱膜的浅侧。正常情况下该腱膜位于尺侧副韧带的上方[47]。手部亦容易受异物损伤，超声可用于检测异物（图7-44）。Dupuytren挛缩时，局部的纤维结节和粘连在超声上显示为低回声结节（图7-45）[48]。

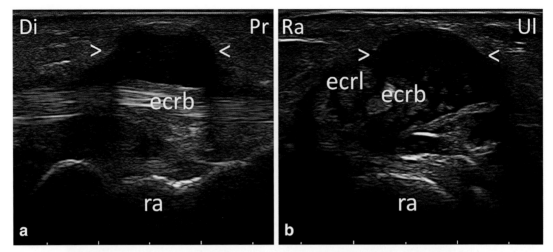

图 7-42 桡腕关节背侧纵切面（a）与横切面（b）。箭头所示为桡侧腕短伸肌腱的腱鞘囊肿

ecrb 桡侧腕短伸肌腱，ecrl 桡侧腕长伸肌腱，ra 桡骨，Di 远侧，Pr 近侧，Ra 桡侧，Ul 尺侧

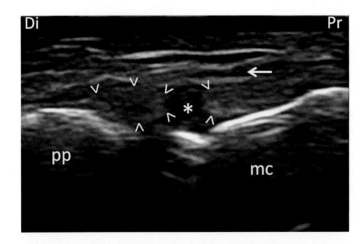

图 7-43　第 1 掌指关节尺侧长轴切面

线阵探头，频率 22 MHz。尺侧副韧带断裂。拇指的掌指关节。箭头所示为尺侧副韧带的两个断端。星号为两个断端之间的间隙。箭所指为浅侧的拇内收肌腱膜，拇指指间关节伸屈活动时可见其移动。尺侧副韧带近侧断端位于腱膜下方。mc 掌骨，pp 近节指骨，Di 远侧，Pr 近侧

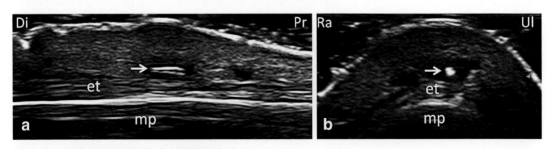

图 7-44　手指背侧纵切面（a）与横切面（b）

箭所示为皮下异物（木刺），在纵切面和横切面上分别呈带状和点状强回声。et 指伸肌腱，mp 中节指骨，Di 远侧，Pr 近侧，Ra 桡侧，Ul 尺侧

图 7-45 掌指关节掌侧纵切面
Dupuytren 挛缩，箭头所示掌腱膜局部水肿、纤维性增厚。ft 指屈肌腱，mc 掌骨头，Di 远侧，Pr 近侧

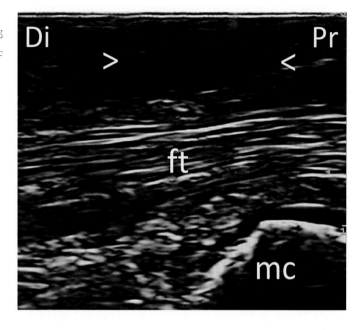

在手腕部可以对很多疾病进行诊断性（如关节腔穿刺、滑膜、腱鞘、软组织的穿刺活检等）和治疗性介入操作（如关节腔内和关节腔外的注射／浸润治疗、抽吸、腕管综合征松解等）[49-53]（图 7-46）。

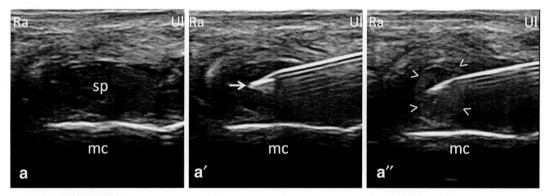

图 7-46 类风湿关节炎
背侧横切面显示掌指关节的近侧隐窝。（a）确定穿刺进针的切面。（a'）显示针尖的正确位置（箭）。（a"）显示注射的激素在关节腔内扩散（箭头）。mc 掌骨，sp 滑膜增生，Ra 桡侧，Ul 尺侧

参考文献

1. Mandl P, Naredo E, Wakefield RJ, Conaghan PG, D'Agostino MA, OMERACT Ultrasound Task Force. A systematic literature review analysis of ultrasound joint count and scoring sys-tems to assess synovitis in rheumatoid arthritis according to the OMERACT filter. J Rheumatol. 2011;38:2055-2062.

2. Filer A, de Pablo P, Allen G, Nightingale P, Jordan A, Jobanputra P, Bowman S, Buckley CD, Raza K..Utility of ultrasound joint counts in the prediction of rheumatoid arthritis in patients with very early synovitis. Ann Rheum Dis. 2011;70:500-507.

3. Scheel AK, Hermann KG, Kahler E, Pasewaldt D, Fritz J, Hamm B, Brunner E, Müller GA, Burmester GR, Backhaus M.A novel ultrasonographic synovitis scoring system suitable for analyzing finger joint inflammation in rheumatoid arthritis. Arthritis Rheum. 2005;52:733-743.

4. Hau M, Schultz H, Tony HP, Keberle M, Jahns R, Haerten R, Jenett M. Evaluation of pan-nus and vascularization of the metacarpophalangeal and proximal interphalangeal joints in rheumatoid arthritis by high-resolution ultrasound (multidimensional linear array). Arthritis Rheum. 1999;42:2303-2308.

5. De Flaviis L, Scaglione P, Nessi R, Ventura R, Calori G.Ultrasonography of the hand in rheu-matoid arthritis. Acta Radiol. 1988;29:457-460.

6. Witt MN, Mueller F, Weinert P, Nigg AP, Reindl CS, Proft F, Schulze-Koops H, Grunke M. Ultrasound of synovitis in rheumatoid arthritis: advantages of the dorsal over the palmar approach to finger joints. J Rheumatol. 2014;41:422-428.

7. Cardinal E, Lafortune M, Burns P.Power Doppler US in synovitis: reality or artifact? Radiology. 1996;200:868-869.

8. Klauser A, Frauscher F, Schirmer M, Halpern E, Pallwein L, Herold M, Helweg G, ZurNedden D. The value of contrast-enhanced color Doppler ultrasound in the detection of vascularization of finger joints in patients with rheumatoid arthritis. Arthritis Rheum. 2002;46:647-653.

9. Terslev L, Torp-Pedersen S, Qvistgaard E, von der Recke P, Bliddal H..Doppler ultrasound findings in healthy wrists and finger joints. Ann Rheum Dis. 2004;63:644-648.

10. Albrecht K, Grob K, Lange U, Müller-Ladner U, Strunk J.Reliability of different Doppler ultrasound quantification methods and devices in the assessment of therapeutic response in arthritis. Rheumatology. 2008;47:1521-1526.

11. Torp-Pedersen S, Christensen R, Szkudlarek M, Ellegaard K, D'Agostino MA, Iagnocco A, Naredo E, Balint P, Wakefield RJ, Torp-Pedersen A, Terslev L.Power and color Doppler ultrasound settings for inflammatory flow: impact on scoring of disease activity in patients with rheumatoid arthritis. Arthritis Rheumatol. 2015;67:386-395.

12. Rezaei H, Af Klint E, Hammer HB, Terslev L, D'Agostino MA, Kisten Y, Arnaud L.Analysis of correlation and causes for discrepancy between quantitative and semi-quantitative Doppler scores in synovitis in rheumatoid arthritis. Rheumatology. 2017;56:255-262.

13. Wakefield RJ, Balint PV, Szkudlarek M, Filippucci E, Backhaus M, D'Agostino MA, Sanchez

第七章

超声病理学：病变表现（关节内与关节周围）

EN, Iagnocco A, Schmidt WA, Bruyn GA, Kane D, O'Connor PJ, Manger B, Joshua F, Koski J, Grassi W, Lassere MN, Swen N, Kainberger F, Klauser A, Ostergaard M, Brown AK, Machold KP, Conaghan PG; OMERACT 7 Special Interest Group. Musculoskeletal ultrasound includ-ing definitions for ultrasonographic pathology. J Rheumatol. 2005;32:2485-487.

14. Filippucci E, Gabba A, Di Geso L, Girolimetti R, Salaffi F, Grass W..Hand tendon involvement in rheumatoid arthritis: an ultrasound study. Semin Arthritis Rheum. 2012;41:752-760.

15. stergaard M, Eder L, Christiansen SN, Kaeley GS.Imaging in the diagnosis and management of peripheral psoriatic arthritis-the clinical utility of magnetic resonance imaging and ultraso-nography. Best Pract Res Clin Rheumatol. 2016;30:624-637.

16. Kim HR, Lee SH.Ultrasonographic assessment of clinically diagnosed trigger fingers. Rheumatol Int. 2010;30:1455-1458.

17. Guerini H, Pessis E, Theumann N, Le Quintrec JS, Campagna R, Chevrot A, Feydy A, Drapé JL.Sonographic appearance of trigger fingers. J Ultrasound Med. 2008;27:1407-1413.

18. Bakewell CJ, Olivieri I, Aydin SZ, Dejaco C, Ikeda K, Gutierrez M, Terslev L, Thiele R, D'Agostino MA, Kaeley GS, OMERACT Ultrasound Task Force. Ultrasound and mag-netic resonance imaging in the evaluation of psoriatic dactylitis: status and perspectives. J Rheumatol. 2013;40:1951-1957.

19. McGonagle D, Gibbon W, O'Connor P, Green M, Pease C, Emery P.Characteristic mag-netic resonance imaging entheseal changes of knee synovitis in spondylarthropathy. Arthritis Rheum. 1998;41:694-700.

20. McGonagle D, Gibbon W, Emery P.Classification of inflammatory arthritis by enthesitis. Lancet. 1998;352:1137-1140.

21. McGonagle D, Pease C, Marzo-Ortega H, O'Connor P, Emery P.The case for classification of polymyalgia rheumatica and remitting seronegative symmetrical synovitis with pitting edema as primarily capsular/entheseal based pathologies. J Rheumatol. 2000;27:837-840.

22. Tan AL, Benjamin M, Toumi H, Grainger AJ, Tanner SF, Emery P, McGonagle D.The rela-tionship between the extensor tendon enthesis and the nail in distal interphalangeal joint disease in psoriatic arthritis-a high-resolution MRI and histological study. Rheumatology. 2007;46:253-256.

23. McGonagle D, Tan AL, Benjamin M.The nail as a musculoskeletal appendage-implications for an improved understanding of the link between psoriasis and arthritis. Dermatology. 2009;218:97-102.

24. Filippucci E, da Luz KR, Di Geso L, Salaffi F, Tardella M, Carotti M, Natour J, Grassi W.Interobserver reliability of ultrasonography in the assessment of cartilage damage in rheu-matoid arthritis. Ann Rheum Dis. 2010;69:1845-1848.

25. Mandl P, Supp G, Baksa G, Radner H, Studenic P, Gyebnar J, Kurucz R, Niedermayer D, Aletaha D, Balint PV, Smolen JS.Relationship between radiographic joint space narrowing, sonographic cartilage thickness and anatomy in rheumatoid arthritis and control joints. Ann Rheum Dis. 2015;74:2022-2027.

26. Filippucci E, Meenagh G, Delle Sedie A, Salaffi F, Riente L, Iagnocco A, Scirè CA, Montecucco C, Bombardieri S, Valesini G, Grassi W..Ultrasound imaging for the rheumatolo-gist. XX.Sonographic

assessment of hand and wrist joint involvement in rheumatoid arthri-tis: comparison between two- and three-dimensional ultrasonography. Clin Exp Rheumatol. 2009;27:197-200.

27. T.ma. MM, Filippucci E, Becciolini A, Gutierrez M, Di Geso L, Bonfiglioli K, Voulgari PV, Salaffi F, Grassi W.Bone erosions in rheumatoid arthritis: ultrasound findings in the early stage of the disease. Rheumatology. 2014;53:1100-1107.

28. Grassi W, Filippucci E, Farina A, Salaffi F, Cervini C.Ultrasonography in the evaluation of bone erosions. Ann Rheum Dis. 2001;60:98-103.

29. Tan AL, Tanner SF, Conaghan PG, Radjenovic A, O'Connor P, Brown AK, Emery P, McGonagle D.Role of metacarpophalangeal joint anatomic factors in the distribution of syno-vitis and bone erosion in early rheumatoid arthritis. Arthritis Rheum. 2003;48:1214-1222.

30. Chowalloor PV, Siew TK, Keen HI.Imaging in gout: a review of the recent developments. Ther Adv Musculoskelet Dis. 2014;6:131-43.

31. Wright SA, Filippucci E, McVeigh C, Grey A, McCarron M, Grassi W, Wright GD, Taggart AJ.High-resolution ultrasonography of the first metatarsal phalangeal joint in gout: a con-trolled study. Ann Rheum Dis. 2007;66:859-864.

32. Zayat AS, Ellegaard K, Conaghan PG, Terslev L, Hensor EM, Freeston JE, Emery P, Wakefield RJ.The specificity of ultrasound-detected bone erosions for rheumatoid arthritis. Ann Rheum Dis. 2015;74:897-903.

33. Martel W, Stuck KJ, Dworin AM, Hylland RG.Erosive osteoarthritis and psoriatic arthritis: a radiologic comparison in the hand, wrist, and foot. Am J Roentgenol. 1980;134:125-135.

34. Keen HI, Lavie F, Wakefield RJ, D'Agostino MA, Berner-Hammer H, Hensor EMA, Pendleton A, Kane D, Guerini H, Schueller-Weidekamm C, Kortekaas MC, Birrel F, Kloppenburg M, Stamm T, Watt I, Smolen JS, Maheu E, Dougados M, Conaghan PG.The development of a preliminary ultrasonographic scoring system for features of hand osteoarthritis. Ann Rheum Dis. 2008;67:651-655.

35. Hammer HB, Iagnocco A, Mathiessen A, Filippucci E, Gandjbakhch F, Kortekaas MC, M.ller I, Naredo E, Wakefield RJ, Aegerter P, D'Agostino MA.Global ultrasound assessment of structural lesions in osteoarthritis: a reliability study by the OMERACT ultrasonography group on scoring cartilage and osteophytes in finger joints. Ann Rheum Dis. 2016;75:402-407.

36. Filippucci E, Di Geso L, Girolimetti R, Grassi W..Ultrasound in crystal-related arthritis. Clin Exp Rheumatol. 2014;32:S42-S47.

37. Irsay L, Mandl P, Balint PV.Chapter 3: pitfalls of gray-scale artifacts. In: D'Agostino MA, Wakefield RJ, editors. Essential applications of ultrasound in rheumatology. Philadelphia: Elsevier; 2010. p.29-43.

38. Frediani B, Filippou G, Falsetti P, Lorenzini S, Baldi F, Acciai C, Siagkri C, Marotto D, Galeazzi M, Marcolongo R.Diagnosis of calcium pyrophosphate dihydrate crystal deposition disease: ultrasonographic criteria proposed. Ann Rheum Dis. 2005;64:638-640.

39. Carmona L, González-Alvaro I, Balsa A, Angel Belmonte M, Tena X, Sanmartí R.Rheumatoid arthritis in Spain: occurrence of extra-articular manifestations and estimates of disease sever-ity. Ann Rheum Dis. 2003;62:897-900.

40. McDonagh C, Alexander M, Kane D.The role of ultrasound in the diagnosis and management of carpal tunnel syndrome: a new paradigm. Rheumatology. 2015;54:9-19.

41. Buchberger W, Schon G, Strasser K, Jungwirth W.High-resolution ultrasonography of the carpal tunnel. J Ultrasound Med. 1991;10:531-537.

42. Martinoli C, Bianchi S, Gandolfo N, Valle M, Simonetti S, Derchi LE.US of nerve entrapments in osteofibrous tunnels of the upper and lower limbs. Radiographics. 2000;20:S199-213.

43. Kamolz LP, Schr.gendorfer KF, Rab M, Girsch W, Gruber H, Frey M.The precision of ultra-sound imaging and its relevance for carpal tunnel syndrome. Surg Radiol Anat. 2001;23:117-121.

44. Zayat AS, Md Yusof MY, Wakefield RJ, Conaghan PG, Emery P, Vital EM..The role of ultra-sound in assessing musculoskeletal symptoms of systemic lupus erythematosus: a systematic literature review. Rheumatology. 2016;55:485-494.

45. Saketkoo LA, Quinet R.Revisiting Jaccoud arthropathy as an ultrasound diagnosed erosive arthropathy in systemic lupus erythematosus. J Clin Rheumatol. 2007;13:322-327.

46. Bianchi S, Abdelwahab IF, Zwass A, Giacomello P.Ultrasonographic evaluation of wrist gan-glia. Skelet Radiol. 1994;23:201-203.

47. Ebrahim FS, De Maeseneer M, Jager T, Marcelis S, Jamadar DA, Jacobson JA.US diagnosis of UCL tears of the thumb and Stener lesions: technique, pattern-based approach, and differ-ential diagnosis. Radiographics. 2006;26:1007-1020.

48. Markham DE, Wood MR.Ultrasound for Dupuytren's contracture. Physiotherapy. 1980;66:55-58.

49. Teh J, Vlychou M.Ultrasound-guided interventional procedures of the wrist and hand. Eur Radiol. 2009;19:1002-1010.

50. Colio SW, Smith J, Pourcho AM.Ultrasound-guided interventional procedures of the wrist and hand: anatomy, indications, and techniques. Phys Med Rehabil Clin N Am. 2016;27:589-605.

51. Rojo-Manaute JM, Capa-Grasa A, Chana-Rodríguez F, Perez-Ma.anes R, Rodriguez-Maruri G, Sanz-Ruiz P, Mu.oz-Ledesma J, Aburto-Bernardo M, Esparragoza-Cabrera L, Cerro-Gutiérrez MD, Vaquero-Martín J.Ultra-minimally invasive ultrasound-guided carpal tunnel release: a randomized clinical trial. J Ultrasound Med. 2016;35:1149-1157.

52. Kelly S, Humby F, Filer A, Ng N, Di Cicco M, Hands RE, Rocher V, Bombardieri M, D'Agostino MA, McInnes IB, Buckley CD, Taylor PC, Pitzalis C.Ultrasound-guided synovial biopsy: a safe, well-tolerated and reliable technique for obtaining high-quality synovial tissue from both large and small joints in early arthritis patients. Ann Rheum Dis. 2015;74:611-617.

53. Balint PV, Mandl P.Chapter 23: interventional musculoskeletal ultrasound. In: D'Agostino MA, Wakefield RJ, editors. Essential applications of ultrasound in rheumatology. Philadelphia: Elsevier; 2010. p.292-314.

索 引